黄元御医书精华

黄元御药解

长沙药解

玉楸药解

清

孙洽熙 主编

著

中国中医药出版社

·北京·

图书在版编目（CIP）数据

黄元御药解 /（清）黄元御著；孙洽熙主编 . —北京：中国中医药出版社，2012.6（2024.9 重印）

（黄元御医书精华）

ISBN 978 - 7 - 5132 - 0055 - 4

Ⅰ. ①黄…　Ⅱ. ①黄…　②孙…　Ⅲ. ①方剂 - 中药配伍 - 中国 - 清代　Ⅳ. ①R289.1

中国版本图书馆 CIP 数据核字（2010）第 132116 号

中 国 中 医 药 出 版 社 出 版

北京经济技术开发区科创十三街 31 号院二区 8 号楼

邮政编码　100176

传真　010 64405721

山东润声印务有限公司印刷

各地新华书店经销

*

开本 880×1230　1/32　印张 9.5　字数 187 千字

2012 年 6 月第 1 版　2024 年 9 月第 14 次印刷

书号　ISBN 978 - 7 - 5132 - 0055 - 4

*

定价　29.00 元

网址　www.cptcm.com

《黄元御药解》
整理委员会

主　编　孙洽熙

副主编　蔡仲逊　员孙卉

编　委　（以姓氏笔画为序）

王　慧　史　波　孙　峰

李玉宾　郝建梅　洪义刚

曾翔明　谢宏凡

校注说明

黄元御（公元 1705～1758 年），名玉路，字元御，一字坤载，号研农，别号玉楸子，山东昌邑人，清代著名医家。黄氏于乾隆十五年（公元 1750 年）"考授御医"，因其医术精湛，而受乾隆帝青睐，亲题"妙悟岐黄"匾额赐之，以示褒奖。黄氏撰著《素问悬解》、《灵枢悬解》、《难经悬解》、《伤寒悬解》、《金匮悬解》、《伤寒说意》、《四圣心源》、《四圣悬枢》、《素灵微蕴》、《长沙药解》、《玉楸药解》、《玉楸子堂稿》（已佚）等医书十二部，《周易悬象》一部，《道德经悬解》一部。黄氏推崇黄帝、岐伯、越人、仲景，尊之为医界四圣，对《内》、《难》、《伤寒》、《金匮》，精研而有深功。

黄氏医著，结构严谨，条绪清分，文笔精炼，风格独特，内容宏富。发四圣之微旨，前后融贯，一脉相承，理必《内经》，法必仲景，尊古崇圣之特色，至为鲜明。黄氏自拟方颇多，其立方之旨彰显，遣药简洁，配伍精当，施之临床，多效若桴鼓。《四圣心源》乃黄氏诸书之会极，已首予校注刊行。

为使广大读者能够更为深入地研习黄氏医学，我们又整理校注了《素灵微蕴》、《难经悬解》、《伤寒悬解》、《伤寒说意》、《长沙药解》、《玉楸药解》，并两两合编为《黄元御内难解》、《黄元御伤寒解》、《黄元御药解》。其余黄氏医著《素问悬解》、《灵枢悬解》、《金匮悬解》、《四圣悬枢》等，我们将继续整理校注，并修订《黄元御医学全书》。

《黄元御药解》为《长沙药解》与《玉楸药解》之合编本。世传之《长沙药解》版本较多，有道光十二年壬辰（公元 1832 年）阳湖张琦宛邻书屋刻本（以下简称"宛邻本"），咸丰十一年辛酉（公元 1861 年）长沙徐树铭福州刻本（以下简称"闽本"），同治七年戊辰（公元 1868 年）江夏彭器之成都刻本（以下简称"蜀本"），同治八年己巳（公元 1869 年）长沙黄济重庆刻本（以下简称"渝本"），光绪二十年甲午（公元 1894 年）上海图书集成印书局排印本（以下简称"集成本"），公元 1934 年上海锦章书局石印本（以下简称"石印本"）等。其中"宛邻本"最为精善，学术价值最高。此次校注，以"宛邻本"为底本，其内容不删节，不改编，以保持本书之原貌。以"闽本"、"蜀本"为主校本。以"集成本"、"石印本"、《伤寒悬解》、《金匮悬解》、《伤寒说意》为旁校本。以《神农本草经》（人民卫生出版社 1957 年新一版）、《新修本草》（群联出版社 1955 年第一版）、《本草纲目》（商务印书馆 1954

年重印本）为他校本。以人民卫生出版社 1990 年出版之《黄元御医书十一种》繁体竖排本、中国中医药出版社 1999 年出版之《黄元御医学全书》简体横排本为参校本。并参考《重广补注黄帝内经素问》、《灵枢经》、《难经集注》、《伤寒论》、《金匮要略方论》等。世传之《玉楸药解》版本，有咸丰十一年辛酉长沙徐树铭福州刻本（以下简称"闽本"），同治七年戊辰江夏彭器之成都刻本（以下简称"蜀本"），同治八年己巳长沙黄济重庆刻本（以下简称"渝本"），光绪二十年甲午上海图书集成印书局排印本（以下简称"集成本"），公元 1934 年上海锦章书局石印本（以下简称"石印本"）等，其中"闽本"最佳。此次校注，以"闽本"为底本，其内容不删节，不改编，以保持本书原貌。以"蜀本"为主校本。以"集成本"、"石印本"为旁校本。他校本、参校本与《长沙药解》相同。校勘以对校、本校、他校为主，酌情运用理校。具体问题的处理，见以下各点：

1. 底本未载之个别字、词、句，无关宏旨者，均不补入，也不出注，以保持该书原貌。系明显脱漏者，原书不动，出注录以校本之文，以供参正。

2. 底本中确系明显之错字、俗字、避讳字，或笔划小误者，如日月混淆，己巳巳不分等，均予径改，不出校记。如系底本错讹脱衍，需辨明者，则据校本改正，并出注说明。

3. 黄氏引录他书之文献，多有删节，或缩写改动。凡不失原义者，均置之不论，以保持该书原貌。

4. 书中文义古奥难明之字、词等，予以注释。

5. 凡属难字、僻字、异读字，予以注音。注音采用直音法，即汉语拼音加同音字。

6. 凡属通假字，原文不动，首见出注说明。

7. 生僻难明之成语、典故、古地名等，出注说明其出处、含义、今地名等。

8. 某些中药名称现代已不通用，或古今名称有别者，均径改为现代通行名称，如"慈石"改为"磁石"，"芎䓖"改为"川芎"。不出校记。

本书编校整理过程中，福田心耕、风马牛鱼、天色以晚、谦明生、晏若然、麻杖、波波菜、跳跳、小树、勇者笑傲、肖童等网友参与编校并给予诸多支持，在此一并表示感谢！

孙洽熙

2012 年 3 月 1 日于西安市中医医院

黄元御药解

校注说明

目 录

长 沙 药 解

黄元御药解

目录

· 1 ·

黄元御药解

目录

黄元御药解

目录

黄元御药解

目录

黄元御药解

目录

玉楸药解

黄元御药解

目录

黄元御药解

目录

黄元御药解

目录

黄元御药解

目录

黄元御药解

目录

长沙药解自序

　　闻之《吕览》：始生之者，天也，养成之者，人也。成之者，遂其生也，是天人之合也。然生之者，布帛也，菽粟也，杀之者，若锋刃，若鼎镬，若水旱，若蝗螟。生之途，未能十一，杀之途，不止十三，何其生之寡而杀之多也？此人事乎？抑天道耶？玉楸子曰：此未足以为多也，有其至多者焉。屠羊说①以屠羊传，而羊不哀，其道孤也。无何，屠牛垣以屠牛传，而庖丁起，其党渐众，牛始哀矣。无何，高渐离②以屠狗传，而聂政③兴，朱亥出，樊哙生，其徒愈繁，而狗始悲矣。无何，白起、章邯之属以战将名，宁成、郅都之辈以刑官著，自兹屠人者传矣。风气开，下流众，苟道将、尔朱荣④之徒且比肩来，索元礼、来俊臣之类更接踵至，尤而效之，抑又甚焉。至于原野厌⑤人之肉，川谷流人之血，人始哭矣。

　　此良可疾首痛心已，而君子未以为痛也。何则？大难

---

① 屠羊说　"屠羊"，复姓，以技为氏。"屠羊说"，人名。
② 高渐离　战国·燕人，详见《史记·刺客传》。
③ 聂政　战国·韩·轵人，详见《战国策·韩》、《史记·聂政传》。
④ 尔朱荣　后（东）魏北秀容人。详见《魏书》、《北史·本传》。
⑤ 厌　通"餍"，饱也。

既平，目①不睹兵革之事，耳②不闻罗织之经，其人死，其祸绝，往者已矣，来者犹幸。夫何庸工群起，而谈岐黄，则杀之至多，而不可胜穷者，无如此甚矣。不以戈铤，而人罹锋刃，不事箬网，而人遭诛夷。其书多，其传久，其流远，其派众，其人已死，其祸不绝，遂使四海之大，百世之远，尽饮其羽③，饱其锋，登其梯，入其瓮。水旱不年有，而此无免时，蝗螟不岁见，而此无逃期。痛哉！痛哉！此最可痛哭流涕者也！其天道乎？抑人事耶？

玉楸子悲先圣之不作，后学之多悖，处滑④靡波流之日，思以一篑障江河，垂帘著述，十载于兹矣。以为书者，庸工之法律，药者，庸工之刀斧，千载大难，吾将解之。张睢阳曰：未识人伦，焉知天道。天道远，人理近，始欲与之言人理，人理玄，物性昭，今且与之晰物性。恒有辩章百草之志，未遑也。

辛未⑤秋，南浮江淮，客阳丘，默默不得意。癸酉仲春之初，东郊气转，北陆寒收，遂乃远考《农经》，旁概百氏。近古以来，李时珍作《纲目》，搜罗浩衍，援引该洽，备牛扁狗骨之木，列鸡头鸭脚之草，采神经⑥怪牒以炫其奇，征野史稗官以著其富，纪载博矣，而醜谬不经。嗟乎！未识人理，焉知物性，今欲与之言物性，仍兼与之晰人理。

---

① 目　原作"且"，形近之误，据闽本、蜀本改。
② 耳　原作"且"，形近之误，据闽本、蜀本改。
③ 饮其羽　即"饮羽"。在此喻受害之至深。
④ 滑（gǔ 古）乱也。
⑤ 辛未　乾隆十六年辛未，即公元 1751 年。
⑥ 神经　神秘之书。

侍读吴公驻马相过，闻之惘然离席，进曰：惟吾子删其怪妄，归于简约，以复炎黄之旧，意亦可焉。玉楸子伏而唯曰：吾无从删也。经传炎帝，非尽曩文①，录出桐君，不皆昔义，下及余子，更不晓事，莠盛苗秽，非种难锄，悉刬②尔类，利用大耕耳，乃取仲景方药笺疏之，作《长沙药解》。

停笔怆怀，中宵而叹，公孙悼倍偏枯之药以起死人，其药不灵，何则？人已死也，然以治偏枯，则其药灵。偏枯者，半死半生也，偏枯之人而使之不枯，是半死之人而使之不死也，则谓公孙悼之药能起死人也可。今以起死人之药而治偏枯，其药亦不灵，非药之不灵，人之不解也。

噫！前古圣人，尝草木而作经，后古圣人，依感复而立法，欲以生人，而后世乃以之杀人，由其不解人理，不解物性也。玉楸子《长沙药解》成，知其解者，旦暮遇之，斯拱而俟之耳。

乾隆十八年岁在癸酉二月昌邑黄元御撰

---

① 曩（náng 囊）　"曩"，谓昔时也。"曩文"，在此指古圣之文。
② 刬（chǎn 产）　消也，即铲除之意。

长沙药解

昌邑黄元御坤载著

甘　草

味甘，气平，性缓，入足太阴脾、足阳明胃经。备冲和之正味，秉淳厚之良资，入金木两家之界，归水火二气之间，培植中州，养育四旁，交媾精神之妙药，调济气血之灵丹。

《伤寒》炙甘草汤，甘草四两，桂枝三两，生姜三两，大枣十二枚，人参二两，生地一斤，阿胶二两，麻仁半升，麦冬半升。清酒七升，水八升，煮三升，去渣，入阿胶，消化，温服一升，日三服。一名复脉汤。治少阳伤寒，脉结代，心动悸者。以少阳甲木化气于相火，其经自头走足，循胃口而下两胁，病则经气上逆，冲逼戊土，胃口填塞，碍厥阴风木升达之路，木郁风作，是以心下悸动。其动在胃之大络虚里之分，正当心下。经络壅塞，营血不得畅流，相火升炎，经络渐而燥涩，是以经脉结代。相火上燔，必刑辛金，甲木上郁，必克戊土，土金俱负，则病转阳明，而中气伤矣。甲木之升，缘胃气之逆，胃土之逆，缘中气之虚。参、甘、大枣，益胃气而补脾精，胶、地、麻仁，滋经脉而泽枯槁，姜、桂，行营血之瘀涩，麦冬清肺家之燥热也。

甘草泻心汤，甘草四两，大枣十二枚，半夏半升，黄连一两，黄芩三两，干姜三两。治太阳伤寒中风，下后心下痞硬，干呕心烦，谷不化，腹中雷鸣下利者。以下后中气虚寒，水谷不消，土木皆郁，升降倒行，脾陷而贼于乙木，则腹中雷鸣而下利，胃逆而贼于甲木，则心下痞硬而干呕。君相火炎，宫城不清，是以心烦。甘、姜、大枣，温补中气之虚寒，芩、连清泻上焦之烦热，半夏降胃逆而止干呕也。

四逆汤，甘草二两，干姜一两半，附子（生）一枚。治太阴伤寒，脉沉腹胀，自利不渴者。以寒水侮土，肝脾俱陷，土被木贼，是以腹胀下利。附子温补其肾水，姜、甘，温补其脾土也。脾主四肢，脾土湿寒，不能温养四肢，则手足厥冷。四肢温暖为顺，厥冷为逆，方以甘草而君姜附，所以温中而回四肢之逆，故以四逆名焉。治少阴病，膈上有寒饮，干呕者。以其肾水上凌，火土俱败，寒饮泛溢，胃逆作呕。姜、甘、附子，温补水土，而驱寒饮也。治厥阴病，汗出，外热里寒，厥冷下利，腹内拘急，四肢疼者。以寒水侮土，木郁贼脾，微阳不归，表里疏泄。姜、甘、附子，温补水土，以回阳气也。

通脉四逆汤，甘草、干姜各三两，生附子一枚。治少阴病，下利清谷，手足厥逆，脉微欲绝者。以寒水侮土，木郁贼脾，是以下利。脾阳颓败，四肢失温，是以厥逆。经气虚微，是以脉微欲绝。姜、甘、附子，温补里气，而益四肢之阳也。治厥阴病，下利清谷，里寒外热，汗出而厥者。以水土寒湿，木郁贼脾，微阳不敛，表里疏泄。姜、甘、附子，温暖水土，以达木郁也。

四逆散，甘草、枳实、柴胡、芍药等分，为末，饮服方寸匕。治少阴病，四逆者。以水寒木枯，郁生风燥，侵克脾土，中气痞塞，不能四达。柴、芍，清其风木，甘草补其中气，枳实泻其痞满也。

甘草干姜汤，甘草四两，干姜二两。治伤寒汗后，烦躁吐逆，手足厥冷者。以汗后火泄土败，四肢失养，微阳离根，胃气升逆。甘草、干姜，补土温中，以回升逆之阳也。

《金匮》甘草附子汤，甘草二两，附子二枚，白术二两，桂枝四两。治风湿相抟，骨节疼烦，汗出短气，小便不利，恶风不欲去衣，或身微肿者。以水寒土湿，木郁不能行水，湿阻关节，经络不通，是以痛肿。湿蒸汗泄，卫阳不固，故恶风寒。术、甘，补土燥湿，桂枝疏木通经，附子温其水寒也。

甘草麻黄汤，甘草二两，麻黄四两。治里水，一身面目黄肿，小便不利者。以土湿不能行水，皮毛外闭，溲尿下阻，湿无去路，淫蒸肌肤，而发黄肿。甘草补其土，麻黄开皮毛而泻水湿也。

《伤寒》调胃承气汤，甘草二两，大黄三两，芒硝半斤。治太阳伤寒三日，发汗不解，蒸蒸发热，属阳明者。以寒闭皮毛，经郁发热，汗出热泄，病当自解。发汗不解，蒸蒸发热者，此胃阳素盛，腑热内作，将来阳明之大承气证也。方其蒸蒸发热之时，早以甘草保其中，硝、黄泻其热，胃气调和，则异日之腑证不成也。

《金匮》白头翁加甘草阿胶汤，白头翁、黄连、黄柏、秦皮各三两, 甘草、阿胶各二两。治产后下利虚极者。以产后亡血木燥, 贼伤脾土, 而病下利。白头翁汤以清其湿热, 甘草补其脾土, 阿胶润其风木也。

《伤寒》甘草汤, 生甘草二两。治少阴病, 二三日, 咽痛者。少阴水旺, 二火俱腾, 上行清道, 是以咽痛。生甘草泻热而消肿也。

甘草粉蜜汤, 甘草二两, 铅粉一两, 蜜四两, 水三升, 煮甘草, 取二升, 入粉、蜜, 煎如薄粥。治蛔虫为病, 吐涎心痛, 发作有时者。以土弱气滞, 木郁虫化。甘草补土, 白粉①杀虫, 蜂蜜润燥而清风, 滑肠而下积也。

人之初生, 先结祖气, 两仪不分, 四象未兆, 混沌莫名, 是曰先天。祖气运动, 左旋而化己土, 右转而化戊土, 脾胃生焉。己土东升则化乙木, 南升则化丁火, 戊土西降, 则化辛金, 北降则化癸水, 于是四象全而五行备。木温、火热、水寒、金凉, 四象之气也。木青、金白、水黑、火赤, 四象之色也。木臊、水腐、金腥、火焦, 四象之臭也。木酸、金辛、火苦、水咸, 四象之味也。土得四气之中, 四色之正, 四臭之和, 四味之平。甘草气色臭味, 中正和平, 有土德焉, 故走中宫而入脾胃。

脾土温升而化肝木, 肝主藏血而脾为生血之本, 胃土清降而化肺金, 肺主藏气而胃为化气之源, 气血分宫, 胥②秉土气。甘草体具五德, 辅以血药, 则左行己土而入肝木,

长沙药解

卷一

---

① 白粉 即铅白粉, 亦即铅粉。
② 胥 皆也。

佐以气药，则右行戊土而入肺金。肝血温升，则化神气，肺金清降，则化精血。脾胃者，精神气血之中皇，凡调剂气血，交媾精神，非脾胃不能，非甘草不可也。

肝脾之病，善于下陷，入肝脾者，宜佐以升达之味，肺胃之病，善于上逆，入肺胃者，宜辅以降敛之品。呕吐者，肺胃之上逆也，滞气不能上宣，则痞闷于心胸。泄利者，肝脾之下陷也，滞气不得下达，则胀满于腹胁，悉缘于中气之虚也。上逆者，养中补土，益以达郁而升陷，则呕吐与胀满之家，未始不宜甘草。前人中满与呕家之忌甘草者，非通论也。

上行用头，下行用梢①，熟用甘温培土而补虚，生用甘凉泻火而消满。凡咽喉疼痛，及一切疮疡热肿，并宜生甘草泻其郁火。熟用，去皮，蜜炙。

白　术

味甘、微苦，入足阳明胃、足太阴脾经。补中燥湿，止渴生津，最益脾精，大养胃气，降浊阴而进饮食，善止呕吐，升清阳而消水谷，能医泄利。

《金匮》桂枝附子去桂加白术汤，甘草二两，大枣六枚，生姜两半，附子一枚，白术一两。治风湿相抟，身体疼烦，大便坚，小便自利者。以汗出遇风，表闭汗回，流溢经络关节，营卫郁阻，是以疼烦。若小便不利，此应桂枝加附子，暖水达木，以通水道。今大便坚，小便自利，则湿在表而不在里，而水道过通，恐亡津液，故去桂枝之疏泄，加白

---

① 梢　原作"稍"，诸本均同，音同形近之误，据"上行用头"改。

术以补津液也。

越婢加术汤，麻黄六两，石膏半斤，甘草二两，生姜三两，大枣十二枚，白术四两。治里水，一身面目黄肿，小便自利而渴者。以皮毛外闭，湿气在经，不得泄路，郁而生热，湿热淫蒸，是以一身面目黄肿。若小便不利，此应表里渗泻，以驱湿热。今小便自利而渴，则湿兼在表而不但在里，便利亡津，是以发渴。甘草、姜、枣，补土和中，麻、膏，泻经络之湿热，白术补脏腑之津液也。

麻黄加术汤，麻黄三两，桂枝二两，甘草一两，杏仁七十枚，白术四两。治湿家身烦疼者。以湿郁经络，皮毛不泄，故身烦疼。麻黄汤泻皮毛以驱湿，恐汗去而津亡，故加白术，以益津也。此即里水之证，小便不利者也。

理中丸，方在人参。治霍乱吐利。若脐下筑者，肾气动也，去术，加桂四两，去术之滞，加桂枝益肝阳而伐肾阴也。吐多者，去术，加生姜三两，去术之壅，加生姜降逆而止呕吐也。腹满者，去术，加附子一枚，去术之闭，加附子开瘀浊而消胀满也。下多者，仍用术，以其固脱陷而止泄也。渴欲得水者，加术足前成四两半，以其生津液而去湿也。

白术散，白术、蜀椒、川芎、牡蛎等分。妊娠养胎。以胎妊之病，水寒土湿，木气郁结，而克脾土，则脾困不能养胎。白术补土燥湿，蜀椒暖水敛火，川芎疏乙木之郁，牡蛎消肝气之结也。

脾以太阴而抱阳气，故温升而化木火，胃以阳明而含阴精，故清降而生金水。胃降则空虚而善容，是以食下而不呕，脾升则磨荡而善腐，是以谷消而不利。五行之性，火燥而水湿，太阴脾土，升自水分，因从水分①而化湿，阳明胃土，降于火位，因从火位而化燥。太阴之湿济阳明之燥，阳明之燥济太阴之湿，燥湿调和，中气轮旋，是以胃纳脾消，吐利不作。

但太阴脾土以湿土司令，阳明胃从燥金化气，辛金己土，俱属太阴，而辛金不如己土之湿，庚金戊土，俱属阳明，而戊土不如庚金之燥，缘化于人，不敌主令于己者之旺也。人之衰也，火日亏而水日盛，燥日消而湿日长，湿则中气凝郁，枢轴不运，升降反作，脾陷胃逆。脾陷则乙木不达，下克己土，水谷不消而为泄，胃逆则甲木失归，上克戊土，饮食不纳而为呕。白术补土燥湿，土燥而升降如前，是以吐泄兼医。理中汤方在人参。用之以治痞满呕泄，盖与姜、甘、人参温补中气，转其升降之轴，自复清浊之位也。其性守而不走，故于补虚固脱，独擅其长，而于疏通宣导，则未能焉。若脐动腹满诸症，非姜、桂、附子不能胜任矣。

凡去湿之品，每伤于燥。白术气味浓郁，汁浆淳厚，既养胃气，亦补脾气，最生津液，而止燥渴。仲景用之于桂枝、麻黄之内，汗去而津液不伤，至妙之法也。

盖湿淫之病，善伤津液。以土燥金清，则肺气降洒，而化雨露，其露气之氤氲而游溢者，浸润滑泽，是谓之津，津液渗灌，脏腑沾濡，是以不渴。湿则气滞津凝，淫生痰

① 分 原脱，据集成本、石印本补。

涎，脏腑失滋，每生燥渴。津液无多，而再经汗泄，湿愈而燥伤矣。加白术去湿而养津，此除湿发汗之金绳也。

水火之交，其权在土。水化而为木火，由己土之左旋，火化而为金水，缘戊土之右转，土者，水火之中气也。中气旺则戊土蛰封，阴降而抱阳，九地之下，常煦然而如春，己土升发，阳升而含阴，九天之上，常凛然而如秋。中气衰则戊土逆升，失其封蛰之职，火飞而病上热，己土顺陷，乖其发达之政，水沉而病下寒，是以火热水寒之病，必缘土败。仲景治水，五苓、真武、附子、泽泻诸方，俱用白术，所以培土而制水也。禹平①水土，非土则水不可平，治天下之水者，莫如神禹，治一身之水者，莫如仲景，圣圣心符，天人不殊也。

白术性颇壅滞，宜辅之以疏利之品。肺胃不开，加生姜、半夏以驱浊，肝脾不达，加砂仁、桂枝以宣郁，令其旋补而旋行，则美善而无弊矣。

产于潜②者佳。选坚白肥鲜者，泔浸，切片，盘盛，隔布，上下铺湿米，蒸至米烂，晒干用。

人 参

味甘、微苦，入足阳明胃、足太阴脾经。入戊土而益胃气，走己土而助脾阳，理中第一，止渴非常，通少阴之脉微欲绝，除太阴之腹满而痛，久利亡血之要药，盛暑伤气之神丹。

---

① 平　治也。
② 潜　浙江省于潜县。

《金匮》人参汤，人参、白术、甘草、干姜各三两，即理中汤。治胸痹心痞，气结在胸，胸满，胁下逆抢心。以中气虚寒，脾陷胃逆，戊土迫于甲木，则胸中痞结，己土逼于乙木，则胁下逆抢。甘草、白术，培土而燥湿，姜、参，温中而扶阳，所以转升降之轴也。

理中丸，即人参汤四味作丸。治霍乱吐利，头痛身疼，发热恶寒。以夏月饮食寒冷，水谷未消，感冒风寒，皮毛外闭，宿食内阻，木气不舒，菀①而克土，胃气壅遏，水谷莫容，胃逆则呕，脾陷则利。参、术、姜、甘，温补中气，所以拨上下之枢也。腹痛，加人参足前成四两，以阳衰气滞，土木逼迫，加人参补肝脾之阳，以消②阴滞也。

四逆加人参汤，甘草二两，干姜二两半，生附子一枚，人参一两。治霍乱利止脉微。以泄利既多，风木不敛，亡血中之温气。四逆汤暖补水土，加人参以益血中之温气也。

《伤寒》通脉四逆汤，方在甘草。治少阴病，下利清谷，里寒外热，手足厥逆，脉微欲绝。利止脉不出者，加人参一两，以利亡血中温气，故肢寒，脉微欲将断绝，加人参补肝脾之阳，以充经脉也。

新加汤，桂枝三两，甘草二两，大枣十二枚，芍药四两，生姜四两，人参三两。治伤寒汗后身疼痛，脉沉迟者。以汗泄血中温气，阳虚肝陷，故脉沉迟。经脉凝涩，风木郁遏，故身疼痛。甘、枣、桂枝，补脾精而达肝气，加芍药清风木

---

① 菀　通"郁"。
② 消　原作"清"，形近之误，据蜀本、集成本、石印本改。

之燥，加生姜行血脉之瘀，加人参补肝脾之阳，以充经脉也。

白虎加人参汤，石膏一斤，知母六两，甘草二两，粳米六合，人参三两。治伤寒汗后心烦，口渴舌燥，欲饮水数升，脉洪大者。以胃阳素盛，津液汗亡，腑热未定①，肺燥先动。白虎泻热清金，加人参以补汗亡之阳气也。治太阳中暍，汗出恶风，身热而渴者。以暑月感冒风寒，郁其内热，而伤元气，热盛而寒不能闭，是以汗出。白虎清金而泻热，加人参以益耗伤之阳也。

小柴胡汤，方在柴胡。治少阳伤寒。渴者，去半夏，加人参、栝蒌根，以津化于气，气热故津伤而渴，人参、栝蒌根，清金而益气也。

气充于肺，而实原于肾，肺气下降，而化肾水，水非气也，而水实含肺气。此气在水，《难经》谓为生气之原，道家名为水中气。盖阴阳之理，彼此互根，阴升而化阳，又怀阴精，阳降而化阴，又胎阳气。阳气一胎，己土左旋，升于东南，则化木火。脾以阴体而抱阳魂，非脾阳之春生则木不温，非脾阳之夏长则火不热，故肝脾虽盛于血，而血中之温气，实阳升火化之原也。及其升于火而降于金，则气盛矣，是以肝脾之气虚，肺胃之气实。虚而实则肝脾升，实而虚则肺胃降。实而实则胃壅塞而不降，虚而虚则肝脾抑郁而不升，而总由于中气之不旺。

中气居不戊不己之间，非金非木之际，旺则虚者充实

---

① 定　犹成也。

而左升，实者冲虚而右降，右不见其有余，左不见其不足。中气不旺，则轮枢莫转，虚者益虚而左陷，实者益实而右逆。

人参气质淳厚，直走黄庭①，而补中气。中气健运，则升降复其原职，清浊归其本位，上下之呕泄皆止，心腹之痞胀俱消。仲景理中汤、丸，用之以消痞痛而止呕泄，握其中枢，以运四旁也。大建中汤、方见胶饴。大半夏汤、方见半夏。黄连汤，方在黄连。诸方皆用之，治痞痛呕利之证，全是建立中气，以转升降之机。由中气以及四维，左而入肝，右而入肺，上而入心，下而入肾，无往不宜。但入心则宜凉，入肾则宜热，入肺胃则宜清降，入肝脾则宜温升，五脏自然之气化，不可违也。

中气者，经络之根本，经络者，中气之枝叶，根本既茂，枝叶自荣，枝叶若萎，根本必枯。肝脾主营，肺胃主卫，皆中气所变化也。凡沉、迟、微、细、弱、涩、结、代之诊，虽是经气之虚，而实缘中气之败，仲景四逆、新加、炙甘草，方在甘草。皆用人参，补中气以充经络也。

白术止湿家之渴，人参止燥证之渴。白术渗土金之湿，散浊气而还清，清气飘洒，真液自滴，人参润金土之燥，蒸清气而为雾，雾气氤氲，甘露自零。至于盛暑伤气之热渴，大汗亡津之烦躁，加人参于白虎，清金之内，化气生

---

① 黄庭　道家语，在此指脾胃。

津，止渴涤烦，清补之妙，未可言喻。麦门①冬汤，方在麦冬。竹叶石膏汤，方在竹叶。二方之用人参，清金补水之玉律也。

熟用温润，生用清润。

大　枣

味甘、微苦、微辛、微酸、微咸，气香，入足太阴脾、足阳明胃经。补太阴己土之精，化阳明戊土之气，生津润肺而除燥，养血滋肝而息风，疗脾胃衰损，调经脉虚芤。

《金匮》十枣汤，甘遂、芫花、大戟等分，为散，大枣十枚，煎服一钱匕。治中风表解，内有水气，下利呕逆，头痛，心下痞硬满，引胁下痛，汗出不恶寒者。以土败不能制水，水邪泛滥，中气郁阻，肝脾下陷而为泄利，胆胃上逆而作呕吐。戊土迫于甲木，是以心痞胁痛。相火升而卫泄，是以汗出。表证既解，故不恶寒。芫、遂、大戟，决其积水，大枣保其脾精也。

《伤寒》苓桂甘枣汤，方在茯苓。用之治伤寒汗后，脐下悸动，欲作奔豚。以汗泄肝脾精气，木枯风动，郁勃冲击，土败而风木升腾，是为奔豚，大枣补脾精而滋风木也。《金匮》甘麦大枣汤，方在小麦。用之治妇人脏躁，悲伤欲哭。以木枯风盛，肺津被耗，大枣补脾精而润风燥也。

《伤寒》小柴胡汤，方在柴胡。治少阳伤寒。胁下痞硬者，去大枣，加牡蛎。咳者，去人参、大枣、生姜，加五

---

① 门　原脱，诸本均同，据本书卷三麦冬释文、《金匮悬解·卷十五》、《金匮要略·肺痿肺痈咳嗽上气病脉证并治第七》补。

味子、干姜。《金匮》黄芪建中汤，方在胶饴。治虚劳里急，诸不足。腹满者，去大枣，加茯苓一两，以其补而不行，益滞而助壅也。

木宜直升，曲则作酸，金宜从降，革则作辛，水宜上行，润下则咸，火宜下济，炎上则苦。酸则木病，故宜辛散，辛则金病，故宜酸收，咸则水病，故宜苦温，苦则心病，故宜咸寒。金木不遂其性则病生，水火各遂其性则病作，治宜对宫之味，所以反逆而为顺也。土居四象之中，得五味之和，五气之正，不酸、不辛、不苦、不咸，其味曰甘，不腥、不臊、不焦、不腐，其气曰香。味为阴而气为阳，阳性动而阴性静，以其味甘，则阴静而降，以其气香，则阳动而升，升则己土左旋而水木不陷，降则戊土右转而火金不逆。四象之病而生四味者，土气之弱也。

大枣纯和凝重，具土德之全，气味甘香，直走中宫，而入脾胃。其甘宜胃，其香宜脾，而香甘之外，则四象之味俱备，其辛宜肝，其酸宜肺，其苦宜肾，其咸宜心。补中宫而养诸子，既左右之咸宜，亦四达而不悖，真天下之佳果，人间之良药。

其味浓而质厚，则长于补血而短于补气。人参之补土，补气以生血也，大枣之补土，补血以化气也，是以偏入己土，补脾精而养肝①血。凡内伤肝脾之病，土虚木燥，风动血耗者，非此不可，而尤宜于外感发表之际。

盖汗血一也，肺主卫气而司皮毛，肝主营血而司经

① 肝　原作"肺"，据闽本、上下文义改。

络，营行脉中，为卫之根，卫行脉外，为营之叶，非卫则营不生，非营则卫不化。酝于卫而藏于营则为血，酿于营而泄于卫则为汗，虽异名而实同出，故曰夺汗者勿血，夺血者勿汗。太阳中风，卫气外敛，营郁而生内热，义详桂枝、麻黄。桂枝汤方在桂枝。开经络而泻营菀，不以大枣补其营阴，则汗出血亡，外感去而内伤来矣，故仲景于中风桂枝诸方皆用之，补泻并行之法也。十枣汤、葶苈大枣数方，悉是此意，惟伤寒营闭卫郁，意在泻卫，不在泻营，故麻黄汤方在麻黄。不用也。其甘多而香少，则动少而静多，与姜桂同用，调其凝重之气，使之游溢于脏腑，洒陈于经络，以精专之体，改而为流利之性，此先圣之化裁也。

桂枝为内外感伤之原，遇沉、迟、结、代之脉，一变而为新加，再变而为炙甘草，方在甘草。总不离桂枝之法。而当归四逆，方在当归。治厥阴脉微欲绝，则倍用大枣以滋肝血，方用大枣二十五枚。扩桂枝之义以宏大枣之功，而大枣之能事始尽。其伟绩殊效，备见于仲景诸方矣。

新制大枣法：选坚实肥大者，煮去苦水，换水煮烂，去皮核，净肉半斤，加生姜汁八两，入原汤煮化，连汁晒干。

胶　饴

味甘，入足太阴脾、足阳明胃经。功专扶土，力可建中，入太阴而补脾精，走阳明而化胃气，生津润辛金之燥，养血滋乙木之风，善缓里急，最止腹痛。

《伤寒》小建中汤，胶饴一升，芍药六两，桂枝、甘草、生姜各三两，大枣十二枚。治少阳伤寒，阳脉涩，阴脉弦，寸为阳，尺为阴。法当腹中急痛者。以甲乙二木，表里同气，甲木不降，则阳脉涩，乙木不升，则阴脉弦。甲木不降，必克戊土，法当痛见于胸胁，乙木不升，必克己土，法当痛见于腹胁。木气枯硬，是以其痛迫急。少阳胆从相火化气，厥阴肝以风木主令，肝胆合邪，风火郁生，中气被贼，势在迫急。胶饴、甘草，补脾精而缓里急，姜、桂、芍药，达木①郁而清风火也。治少阳伤寒，心中悸而烦者。以病传少阳，相火菀隆，不可发汗，汗亡少阳之津，木枯土弱，必传阳明，五行之理，病则传其所胜也。胃气调和则病愈，胃土堙郁而不和，其心中必生烦悸。盖少阳甲木，化气于相火，而下交癸水者，戊土培之也。汗泄中脘之阳，土弱胃逆，不能降蛰相火，相火飞腾，升炎于上，心液消铄，故生郁烦。胆胃上壅，阻碍厥阴升降之路，是以动悸。以枯木而贼弱土，燥热郁生，伤耗胃脘之精液，则中宫败矣。胶饴、甘草、大枣，补脾而生胃液，姜、桂、芍药，疏木而清相火也。**小建中证，即炙甘草证之轻者，烦悸不已，必至经脉结代。**《金匮》治虚劳里急腹痛，悸衄，梦而失精，四肢酸痛，手足烦热，咽干口燥者。以中气衰弱，凝郁莫运，甲木不降，累及厥阴，升路郁阻，而生动悸，相火刑金，收令不行，而生吐衄。肺津消铄，则咽干口燥。乙木不升，生气莫遂，贼伤己土，则腹痛里急。木郁风动，疏泄不藏，则梦而失精。手之三阳，足之三阴，陷而不升，则手足烦热而肢节疼痛。胶饴、甘、枣，补土养精而缓里急，姜、

---

① 木　原作"水"形近之误，据闽本改。

桂、芍药，疏木达郁而清风也。

《金匮》大建中汤，胶饴一升，人参一两，干姜四两，蜀椒二合。治心胸大寒痛，呕不能饮食，腹中寒气，上冲皮起①，头足出现，上下走痛，而不可触近。以火虚土弱，水邪无畏，中侮脾胃，上凌心火，火土双败，中上寒甚，呕痛齐作，饮食俱废。饴、参培土而建中，干姜、蜀椒，补火而温寒也。

黄芪建中汤，黄芪两半，胶饴一升，芍药六两，桂枝三两，甘草二两，生姜三两，大枣十二枚。治虚劳里急，诸不足。虚劳之病，土败木遏，菀槁不荣，《素问》语。是以里急。生气失政，缘于阳虚。胶饴、甘、枣，补脾精而缓里急，姜、桂、芍药，疏木郁而清风燥，黄芪补卫阳而生营阴也。

乙木生于癸水而植于己土，甲木生于壬水而培于戊土，中气旺则戊土右降而甲木不逆，己土左升而乙木不陷。乙木直升，故腹胁松畅而不满急，甲木顺降，故胸胁冲和而不痞硬。中气颓败，不能四运，甲木上逆而贼戊土，乙木下陷而贼己土，土木逼迫，则痞硬满急，疼痛惊悸，吐衄遗泄，干燥烦热之病生焉。总以根本失养，枝干不荣，故变和缓而为急切，作盗贼以犯中原也。风木相火，郁生燥热，内耗脾胃之精液，外铄肝胆之精血，久而生意枯槁，中气亡败，则性命倾矣。胶饴温润淳浓，补脾精而养肝血，缓急切而润风燥，是以建中三方皆用之，以补中而缓急。

---

① 起　原作"毛"，诸本均同，据《金匮悬解·卷十七》、《金匮要略·腹满寒疝宿食病脉证治第十》改。

盖中气者，交济水火之枢，升降^①金木之轴，中气健旺，枢轴轮转，水木升而火金降，寒热易位，精神互根，自然邪去而正复，是强中御外之良规也。审其木燥而用芍药，水寒则用椒、姜，气弱则加黄芪，血虚则加当归，解此四法，胶饴之用，备建中立极之妙矣。

粳 米

味甘，入足太阴脾、足阳明胃、手太阴肺经。入太阴而补脾精，走阳明而化胃气，培土和中，分清泌浊，生津而止渴燥，利水而通热涩。

《金匮》附子粳米汤，附子一枚，粳米半升^②，半夏半升^③，甘草一两，大枣十枚。治腹中寒气，雷鸣切痛，胸胁逆满，呕吐。以火虚土败，水寒木郁，肝木克脾，故腹中雷鸣而为切痛，胆木克胃，故胸胁逆满而作呕吐。粳米、甘、枣，补土和中，附子驱下焦之湿寒，半夏降上脘之冲逆也。

《伤寒》桃花汤，方在赤石脂。用之治少阴病，腹痛下利，小便不利，便脓血者。以土湿水寒，木郁血陷，粳米补土而和中，利水而泻湿也。

人之中气冲和，升降不反，则清阳弗陷而浊阴弗逆，中气亏损，升降倒行，清气下陷，痛坠而泄利，浊气上逆，痛满而呕吐，则冲和之地，变而为急迫之场矣。物之

---

① 降　原作"隆"，形近之误，据闽本改。
② 升　原作"斤"，形近之误，据蜀本、集成本、石印本、《金匮悬解·卷十七》、《金匮要略·腹满寒疝宿食病脉证治第十》改。
③ 升　原作"斤"，形近之误，据蜀本、集成本、石印本、《金匮悬解·卷十七》、《金匮要略·腹满寒疝宿食病脉证治第十》改。

冲和，莫如谷气，粳米得谷气之完，《素问》：稻米者完。最补中焦，而理清浊。附子粳米汤以此和平厚重之气助其中宫，桃花汤以此和煦发达之气益其中脘，中旺则癸水将退，而后干姜奏其回阳之效，己土将复，而后石脂成其固脱之功，阴邪欲遁，而后附子展其破寒之能，胃气欲平，而后半夏施其降逆之力。若非粳米握其中权，虽以半夏、附子之长于降浊，何足恃其前茅，干姜、石脂之善于升清，安得逞其后劲。常山率然①，但有首尾，未能如此呼应之灵也。

　　饮食入腹，是变精气，谷气化精，归于肝脾，谷精化气，归于肺胃。物之润泽，莫过于气，气清而化津水，津旺则金润，水利则土燥。水愈利则土愈燥而气愈清，气愈清则津愈旺而水愈利。故止渴之法，机在益气而清金，清金之法，机在利水而燥土，以土燥则清气飘洒，津液流布，脏腑被泽，是以不渴，土湿则浊气湮郁，痰涎凝结，脏腑失滋，是以渴也。粳米清液淳浓，最能化气生津，清金止渴，长于利水而燥土。白虎汤方在石膏。用之治伤寒表解之热渴，石膏、知母，清金而化水，粳米益气而生津也。人参白虎汤方在人参。用之治伤寒汗后之燥渴，石膏、知母，清金而化水，粳米、人参，益气而生津也。竹叶石膏汤方在竹叶。用之治大病差后，虚羸少气，气逆欲吐，麦冬、石膏，清金而化水，粳米、人参，益气而生津也。麦门冬汤方在麦冬。用之治咳嗽，火逆上气，咽喉不利，麦冬清金而

---

　　① 率然　古代传说中的一种蛇。

化水，粳米、人参，益气而生津也。

盖非气则津不化，非津则水不生，譬之水沸而气腾焉，气上之熏泽而滋润者，津也，气下之泛洒而滴沥者，水也。使无粳米、人参益气生津之药，徒以知、膏、麦冬清金化水之品，求其止渴，断乎不能！人之夏热饮水，肠鸣腹胀而燥渴不止者，水不化气故也。

薏苡

味甘，气香，入足太阴脾、足阳明胃经。燥土清金，利水泻湿，补己土之精，化戊土之气，润辛金之燥渴，通壬水之淋沥，最泻经络风湿，善开胸膈痹痛。

《金匮》薏苡附子散，薏苡十五两，附子十枚。杵为散，服方寸匕。治胸痹缓急者。以水土湿寒，浊阴上逆，清气郁阻，胸膈闭塞。证有缓急不同，而总属湿寒，薏苡泻湿而降浊，附子驱寒而破壅也。

薏苡附子败酱散，薏苡十分，附子二分，败酱五分。杵为散。煎服方寸匕。小便当下。治肠痈，身甲错，腹皮急，按之濡，如肿状，腹无积聚，身无热，脉数。以寒邪在腹，膏血凝涩，埋郁臭败，腐而为脓。肠气壅遏，故腹皮胀急，而状如肿满。凝瘀腐化，故腹无积聚，而按之软塌。血败不华肌腠，故皮肤甲错，而失滑泽。卫阻而非表邪，故经脉数疾，而无外热。附子破其寒郁，败酱行其脓血，薏苡泻湿而开水窍也。败酱能化脓为水，水窍既开，故自小便下。

水非气清则不利，气非土燥则不清，土非水利则不燥。欲燥其土，必利其水，欲利其水，必清其气，欲清其气，必燥其土。土居气水之交，握其生化之权，而司其清浊之任者也。薏苡一物而三善备焉，上以清气而利水，下以利水而燥土，中以燥土而清气。

盖气化于精而水化于气，薏苡精液浓厚，化气最清，气秉清肃，化水最捷。以清肃之气而行降洒之令，千支万派，尽赴溪壑，水注川渎而大泽不涸，则土处沃衍而神洲不沉，湿消而气爽，露零而木荣矣。麻杏薏苡甘草汤，方在麻黄。以治风湿之病，推之凡筋挛①骨痛、水胀气鼓、肺痈肠疽、消渴淋痛之类，无不因湿，则薏苡之治效，固当不一而足也。

百病之来，湿居十九，悉缘于太阴脾土之阳衰也。泻湿而燥土者，未必益气清金，而利水者，未必补中。能清能燥，兼补兼泻，具抑阴扶阳之力，擅去浊还清之长，未可得于凡草常木之中也。

小　麦

味甘、微苦，《素问》：肺色白，宜食苦，麦、羊肉、杏、薤皆苦。小麦是手太阴药。入足太阴脾、足阳明胃、手太阴肺经。润辛金之枯燥，通壬水之淋涩，能清烦渴，善止悲伤。

《金匮》甘麦大枣汤，甘草三两，小麦一升，大枣十枚。治妇人脏躁，悲伤欲哭，数欠伸者。以厥阴风木之气，最耗精血，风动而伤肺津，金燥则悲伤欲哭。五脏之志，在肺为悲，在肾为恐。五脏之声，在肺为哭。盖肺金燥降，则化肾水，物情喜升而恶降，升则得意而为喜，降则失意而为恐，悲者，恐之先机也。阳气将降，则生欠伸，欠伸者，

---

① 挛　原作"孪"，音同形近之误，据闽本、蜀本改。

阴引而下，阳引而上，未能即降也。义详《灵枢·口问》。甘草培土，大枣滋乙木而息风，小麦润辛金而除燥也。此与消渴，俱厥阴病。

小麦粥生津止渴，除烦泻热，白术散，方在白术。用之治心烦作呕，以其清心而除烦也。枳实芍药散，方在枳实。用之治痈脓，以其泻热而除湿也。

大　麦

味甘、酸，性滑，入足阳明胃、手太阴肺经。利水消疸①，止渴生津。

《金匮》硝矾散方在硝石。用之治女黑疸，以其利水而泻湿也。白术散方在白术。用之治妊娠作渴，以其润肺而生津也。

大麦粥利水泻湿，生津滑燥，化谷消胀，下气宽胸，消中有补者也。

神　曲

味辛、甘，入足太阴脾经。化谷消痰，泻满除癥。

《金匮》薯蓣丸，方在薯蓣。治虚劳百病，以其调中而消滞也。

神曲辛烈之性，化宿谷停痰，磨硬块坚积，疗胀满泄利，化产后瘀血。

炒，研用。

吴茱萸

味辛、苦，性温，入足阳明胃、足太阴脾、足厥阴肝

---

① 疸　原作"疸"，形近之误，据闽本改。

经。温中泻湿，开郁破凝，降浊阴而止呕吐，升清阳而断泄利。

《伤寒》吴茱萸汤，吴茱萸一升，人参三两，生姜六两，大枣十二枚。治阳明伤寒，食谷欲呕者。胃气顺降，则纳而不呕，胃气逆升，则呕而不纳。人参、大枣，培土而补中，吴茱萸、生姜，温胃而降逆也。治厥阴病，干呕，吐涎沫，头痛者。以土虚木郁，中气被贼，胃逆不降，浊气上冲，是以头痛干呕。湿气凝瘀，是以常吐涎沫。人参、大枣，培土而补中，茱萸、生姜，降逆而疏木也。治少阴病，吐利，手足厥冷，烦躁欲死者。以寒水侮土，脾陷胃逆，则吐利兼作。中气亏败，四肢失温，则手足厥冷。坎阳离根，散越无归，则烦躁欲死。人参、大枣，培土而补中，茱萸、生姜，降逆而升陷也。《金匮》治呕而胸满者。以中虚胃逆，浊气冲塞，故呕而胸满。人参、大枣，培土而补中，茱萸、生姜，降逆而泻满也。

《伤寒》当归四逆加吴茱萸生姜汤，当归、芍药、桂枝、通草各三两，细辛、甘草各二两，大枣十五枚，吴茱萸一升，生姜半斤。水六升，清酒六升，合煮，分三服。治厥阴病，手足厥冷，脉细欲绝，内有久寒者。以土主四肢，而手足之温暖，经脉之充畅者，赖厥阴乙木之力，以乙木性温，藏营血而孕君火，灌经络而主肢节也。积寒内瘀，肝血冷涩，不能四运，故肢寒而脉细。当归四逆补营血而通经脉，茱萸、生姜，温寒凝而行阴滞也。

《金匮》温经汤，当归、阿胶、芍药、川芎、桂枝、丹皮、人参、甘草、干姜各二两，半夏、麦冬各一升，吴茱萸三两。水一斗，煮三升，分温三服。亦主妇人少腹寒，久不受胎。兼崩中去血，或月水来过多，或至期不来。治妇人带下，下利不止，暮即发热，腹满里急，掌热口干。以曾半产，瘀血在腹，阻隔清阳升达之路，肝脾郁陷，故腹满里急。风木疏泄，故带下泄利。君火上逆，故手掌烦热，唇口干燥。暮而阳气不藏，是以发热。归、阿、芍药，养血而清风，丹、桂、川芎，破瘀而疏木，半夏、麦冬，降逆而润燥，甘草、人参，补中而培土，茱萸、干姜，暖肝而温经也。

吴茱萸辛燥之性，泻湿驱寒，温中行滞，降胃逆而止呕吐，升脾陷而除泄利，泻胸膈痞满，消脚膝肿痛，化寒痰冷饮，去嗳腐吞酸，逐经脉关节一切冷痹，平心腹胸首各种寒痛，熨胁腹诸癥，杀脏腑诸虫，医霍乱转筋，疗疝气痛坠。热水洗数次用。

蜀　椒

味辛，性温，入足阳明胃、足厥阴肝、足少阴肾、足太阴脾经。暖中宫而温命门，驱寒湿而止疼痛，最治呕吐，善医泄利。

《金匮》大建中汤，**方在胶饴**。用之治心腹寒疼，以寒水而凌火土，蜀椒胜寒水而补火土也。乌头赤石脂丸，**方在乌头**。用之治心痛彻背，背痛彻心，以肾邪而贼心君，蜀椒益君火而逐阴邪也。升麻鳖甲汤，**方在鳖甲**。用之治阳毒，咽喉痛，吐脓血，以表邪而郁肝火，蜀椒开腠理而泄毒汁也。王不留行散，**方在王不留行**。用之治病金疮，以血亡而泄温气，蜀椒温肝脾而暖血海也。《伤寒》乌梅丸，**方在乌梅**。用之治厥阴蛔厥，以蛔避寒湿而居膈上，蜀椒温寒而驱蛔虫也。《金匮》白术散，方在白术。用之养妊娠胎气，以胎遇寒湿，则伤殒坠，蜀椒燥湿土而温水也。

蜀椒辛温下行，降冲逆而驱寒湿，暖水土而温中下，消宿食停饮，化石水坚癥，开胸膈痹结，除心腹寒疼，止呕吐泄利，疗黄疸水肿，坚齿发，暖腰膝，开腠理，通关节，行血脉，除肿痛，缩小便，下乳汁，破瘀血，杀蛔虫。

去目及闭口者，炒去汗用。

椒目泻水消满，《金匮》己椒苈黄丸，方在防己。用之治肠间有水气，腹满者，以其泻水而消胀也。

椒目下气，善治耳鸣盗汗。

干 姜

味辛，性温，入足阳明胃、足太阴脾、足厥阴肝、手太阴肺经。燥湿温中，行郁降浊，补益火土，消纳饮食，暖脾胃而温手足，调阴阳而定呕吐，下冲逆而平咳嗽，提脱陷而止滑泄。真武汤加减：下利者，去芍药，加干姜。

《伤寒》干姜附子汤，干姜一两，生附子一枚。治太阳伤寒，下后复汗，昼日烦躁不得眠，夜而安静，不呕不渴，脉沉，无表证，身无大热者。以火土俱败，寒水下旺，微阳拔根，不得宁宇。干姜温中以回脾胃之阳，附子暖下以复肝肾之阳也。

柴胡桂姜汤，柴胡半斤，黄芩三两，甘草二两，桂枝三两，栝蒌根四两，干姜三两。治少阳伤寒，汗后复下，胸胁满结，小便不利，渴而不呕，但头汗出，心烦，往来寒热。以汗下伤其中气，土败木郁，不能行水，故小便不利。胆胃上逆，经气缠迫，故胸胁满结。相火升炎，发为烦渴。而表病未解，故往来寒热。柴胡疏甲木之滞，桂枝达乙木之郁，牡蛎消胸胁之满结，栝蒌润心肺之烦躁，姜、甘温中而补土也。

干姜芩连人参汤，干姜、人参、黄芩、黄连各三两。治厥阴病，本自寒下，医复吐下之，寒格，更逆吐下。以中气虚寒，脾陷为利，相火升炎，而生上热。芩、连，清泻君相以除烦热，参、姜，温补脾胃以止吐利也。

《金匮》姜甘苓术汤，干姜、甘草各二两，茯苓、白术各四两①。治肾着，身重腹重，腰中冷痛，如坐水中，小便自利，饮食如故。以身劳汗出，衣里冷湿，浸淫经络，以犯肾脏。肾位于腰，故腰中冷痛。苓、术，利水而泻湿，姜、甘，温中而培土也。

《伤寒》甘草干姜汤，方在甘草。治伤寒汗后，烦躁吐逆，《金匮》桂枝人参汤，方在人参。治胸痹心痞，胁下抢心，理中丸，方在人参。治霍乱吐利，《伤寒》甘草泻心汤，方在半夏。治伤寒下后，心下痞硬，干呕心烦，雷鸣下利，半夏泻心汤，方在半夏。治少阳下后，心下痞满，黄连汤，方在黄连。治太阴腹痛，欲作呕吐，桃花汤，方在粳米。治少阴腹痛，下利脓血，《金匮》大建中汤，方在胶饴。治心胸寒痛，呕不能食，胶姜汤，方在阿胶。治妇人陷经，漏下黑色，温经汤，方在茱萸。治妇人带下，下利不止，皆用之，以温脾胃而止呕吐也。

桂苓五味甘草去桂加干姜细辛汤，茯苓四两，五味子半

---

① 四两　原作"二两"，诸本均同，据《金匮悬解·卷二》、《金匮要略·五脏风寒积聚病脉证并治第十一》改。

升，甘草、干姜、细辛各三两。治痰饮，咳逆胸满。以中虚胃逆，肺气郁阻，是以咳满，姜、辛，破壅而降逆也。

《伤寒》小柴胡汤，**方在柴胡**。治少阳伤寒，咳者，去人参、大枣、生姜，加五味子、干姜。四逆汤，**方在甘草**。治少阴病，四逆腹痛，咳者，加五味子、干姜。真武汤，**方在茯苓**。治少阴病，腹痛下利，咳者，加五味子、辛、姜，姜、辛、五味子，善下气逆，而治咳满。小青龙汤，**方在麻黄**。治伤寒心下有水气，干呕，发热而咳。厚朴麻黄汤，**方在厚朴**。治咳而脉浮者，皆用之，以其下冲而降逆也。

火性炎上，有戊土以降之，则离阴下达而不上炎，水性润下，有己土以升之，则坎阳上达而不下润。戊己旋转，坎离交互，故上非亢阳而不至病热，下非孤阴而不至病寒。中气既衰，升降失职，于是水自润下而病寒，火自炎上而病热。戊土不降，逆于火位，遂化火而为热，己土不升，陷于水位，遂化水而为寒，则水火分离，戊土燥热而己土湿寒者，其常也。而戊土之燥热，究不胜己土之湿寒，盖水能胜火，则寒能胜热，是以十人之病，九患寒湿而不止也。干姜燥热之性，甚与湿寒相宜，而健运之力，又能助其推迁，复其旋转之旧。盖寒则凝而温则转，是以降逆升陷之功，两尽其妙。仲景理中用之，回旋上下之机，全在于此，故善医泄利而调霍乱。凡咳逆齁喘、食宿饮停、气膨水胀、反胃噎膈之伦，非重用姜苓，无能为功，诸升降清浊、转移寒热、调养脾胃、消纳水谷之药，无以易此也。

五脏之性，金逆则生上热，木①陷则生下热。吐衄呕哕、咳嗽喘促之证，不无上热，崩漏带浊，淋涩泄利之条，不无下热。而得干姜，则金降木升，上下之热俱退，以金逆而木②陷者，原于中宫之湿寒也。干姜温中散寒，运其轮毂③，自能复升降之常，而不至于助邪。其上下之邪盛者，稍助以清金润木之品，亦自并行而不悖。若不知温中，而但清上下，则愈清愈热，非死不止！此庸工之遗毒，而千载之奇冤，不可不辨也。

血藏于肝而原于脾，干姜④调肝畅脾，暖血温经。凡女子经行腹痛，陷漏紫黑，失妊伤胎，久不产育者，皆缘肝脾之阳虚，血海之寒凝也，悉宜干姜，补温气而暖血海。

温中略炒用，勿令焦黑。

生 姜

味辛，性温，入足阳明胃、足太阴脾、足厥阴肝、手太阴肺经。降逆止呕，泻满开郁，入肺胃而驱浊，走肝脾而行滞，荡胸中之瘀满，排胃里之壅遏，善通鼻塞，最止腹痛，调和脏腑，宣达营卫，行经之要品，发表之良药。

《伤寒》生姜泻心汤，生姜四两，人参三两，甘草三两，大枣十二枚，干姜一两，半夏半升，黄芩三两，黄连一两。治太阳伤寒，汗出表解，胃中不和，干噫食臭，心下痞硬，胁下有

---

① 木 原作"水"，形近之误、据蜀本、集成本、石印本、下文"金降木升"改。

② 木 原作"水"，形近之误、据蜀本、集成本、石印本、下文"金降木升"改。

③ 毂（gǔ 谷） 车轮中间，车轴贯入处之圆木，藉以凑辐者。

④ 干姜 原脱，诸本均同，据上下文义补。

长沙药解

卷一

水气，腹中雷鸣下利者。以汗后中气虚寒，水谷不消，胃逆脾陷，土木皆郁。脾陷而贼于乙木，则腹中雷鸣而下利，胃逆而迫于甲木，则心下痞硬而噫臭。甲木化气于相火，君相皆升，必生上热。参、甘、姜、枣，温补中气之虚寒，黄连、黄芩，清泻上焦之郁热，半夏、生姜，降浊气之冲逆，消痞硬而止哕噫也。

黄芩加半夏生姜汤，<small>方在半夏。</small>治太阳少阳合病，下利而作呕者。黄芩汤，<small>方在黄芩。</small>治太少之下利，加半夏、生姜，降胃逆而止呕也。

《金匮》生姜半夏汤，<small>生姜一斤，半夏半升。</small>治病人胸中似喘非喘，似呕不呕，似哕不哕，心中愦愦然无奈者。以肺胃上逆，浊气熏冲，胸膈郁烦，不可名状。生姜、半夏，降逆气而扫瘀浊也。

《伤寒》真武汤，<small>方在茯苓。</small>治少阴病，腹痛下利，呕者，去附子，加生姜足前成半斤。通脉四逆汤，<small>方在甘草。</small>治少阴病，下利清谷，脉微欲绝，呕者，加生姜二两。《伤寒》理中丸①，<small>方在人参。</small>治霍乱吐利，吐多者，去术，加生姜二两，以中郁胃逆，故作呕吐，生姜降胃逆而豁郁浊，善止呕吐也。

《伤寒》当归四逆加吴茱萸生姜汤，<small>方在吴茱萸。</small>治厥阴伤寒，手足厥冷，脉细欲绝，内有久寒者。以肝司营血，

---

① 《伤寒》理中丸　原作"《金匮》理中丸"，诸本均同。"理中丸"，《金匮悬解》、《金匮要略》均不载，载于《伤寒悬解·卷十三》、《伤寒论·辨霍乱病脉证并治》，据改。

久寒在肝，营血冷涩不行。当归四逆补营血而通经脉，吴茱萸、生姜，温寒凝而行瘀涩也。

新加汤，**方在人参**。治伤寒汗后，身疼痛，脉沉迟者。桂枝汤加人参三两，芍药、生姜各一两，以经络寒涩，生姜温血海而行经脉也。

《金匮》当归生姜羊肉[1]汤，**方在当归**。治寒疝，腹胁痛，里急，并产后腹痛，寒多者，加生姜一斤，厚朴七物汤，**方在厚朴**。治腹满痛，寒多者，加生姜半斤，生姜温中寒而止腹痛，力逊干姜，然亦有良效也。

人身之气，清阳左升于肝脾，浊阴右降于肺胃。胃土冲和，气化右转，则辛金清降，息息归根。壬水顺行，滴滴归源，雾露洒陈，津液流布，下趣[2]溪壑，川渎注泄，是以下不虚空而上不壅满。肺胃不降，则气水俱逆，下之膀胱癃闭，溲尿不行，上之胸膈堙塞，津液不布，于是痰饮喘嗽、恶心呕哕之病生焉。生姜疏利通达，下行肺胃而降浊阴，善止呕哕而扫瘀腐，清宫除道之力，最为迅捷。缘肺胃主收，收令不旺，则逆行而病堙塞，生姜开荡堙塞，复其收令之常，故反逆而为顺也。本为泻肺之品，泻其实而不至损其虚，循良之性，尤可贵焉。

气盛于肺胃，而实本于肝脾，血中之温气，肺气之根也。阳气初生于乙木之中，未及茂长，是以肝脾之气易病

---

① 羊肉　原脱，诸本均同，据卷二当归释文、《金匮悬解·卷十七》、《金匮要略·腹满寒疝宿食病脉证治第十》补。
② 趣　通"趋"。

抑郁。生姜辛散之性，善达肝脾之郁，大枣气质醇浓，最补肝脾，而壅满不运，得生姜以调之，则精液游溢，补而不滞。桂枝汤，**方在桂枝。**用之于甘枣桂芍之中，既以和中，又以发表。凡经络凝涩，沉迟结代，宜于补益营卫之品加生姜以播宣之，则流利无阻。炙甘草、新加汤、当归四逆皆用之，以温行经络之瘀涩也。

半 夏

味辛，气平，入手太阴肺、足阳明胃经。下冲逆而除咳嗽，降浊阴而止呕吐，排决水饮，清涤涎沫，开胸膈胀塞，消咽喉肿痛，平头上之眩晕，泻心下之痞满，善调反胃，妙安惊悸。

《伤寒》半夏泻心汤，**半夏半升**①，**人参、甘草、干姜、黄芩、黄连各三两，大枣十二枚。**治少阳伤寒，下后心下痞满而不痛者。以中气虚寒，胃土上逆，迫于甲木，经气结涩，是以作痞。少阳之经，循胃口而下胁肋，随阳明而下行，胃逆则胆无降路，故与胃气并郁于心胁。甲木化气于相火，君相同气，胃逆而君相皆腾，则生上热。参、甘、姜、枣，温补中脘之虚寒，黄芩、黄连，清泻上焦之郁热，半夏降胃气而消痞满也。《金匮》治呕而肠②鸣，心下痞者。中气虚寒则肠鸣，胃气上逆则呕吐也。

《金匮》大半夏汤，**半夏二升，人参三两，白蜜一斤，水一**

斗二升，和蜜扬之二百四十遍，煮，分三服。治胃反呕吐者。以脾阳虚败，水谷不消，而土木郁陷，下窍堵塞，是以不为泄利，而为呕吐。胃以下行为顺，反而逆行，故名胃反。人参补中脘之阳，建其枢轴，白蜜润下窍之结涩，半夏降上逆之胃气也。

《伤寒》黄芩加半夏生姜汤，黄芩三两，芍药二两，甘草二两，大枣十二枚，半夏半升，生姜三两。治太阳少阳合病，下利而作呕者。黄芩汤，方在黄芩。治太少之下利，加半夏、生姜，降胃逆而止呕也。

葛根加半夏汤，葛根四两，麻黄三两，桂枝二两，甘草二两，芍药二两，生姜三两，大枣十二枚，半夏半升①。治太阳阳明合病，不下利，但呕者。以阳明为少阳胆木所逼，水谷莫容，已消而在下脘则为利，未消而在上脘则为呕。半夏除胃逆而止呕也。

《金匮》半夏干姜散②，半夏、干姜等分，为散，浆水服方寸匕。治干呕、吐逆、吐涎沫。以中寒胃逆，浊阴冲塞，肺气堙郁，淫蒸涎沫。干姜温中而下冲气，半夏降逆而荡瘀浊也。

小半夏汤，半夏一升，生姜一斤。治心下有支饮，呕而不渴者。以饮居心下，阻隔胃气，故胃逆作呕，而不觉燥渴。半夏、生姜，降逆气而排水饮也。

---

① 升　原作“斤”，形近之误，据集成本、石印本、《伤寒悬解·卷六》、《伤寒论·辨太阳病脉证并治中》改。
② 散　原作“汤”，诸本均同，据下文“为散”、《金匮悬解·卷十三》、《金匮要略·呕吐哕下利病脉证并治第十七》改。

苓甘五味姜辛加半夏汤，茯苓四两，甘草三两，五味子半升①，干姜三两，细辛一两，半夏半升。治支饮，昏冒作呕，而不渴者。以饮居心下，隔其胃阳，阳升则冒，胃逆则呕，半夏驱水饮而止呕冒也。

越婢加半夏汤，麻黄六两，石膏半斤，甘草一两，生姜三两，大枣十五枚，半夏半升。治肺胀，咳喘上气，目如②脱，脉浮大者。以中气虚滞，肺胃之降令素迟，一遇风寒，闭其皮毛，里郁莫泄，胃气逆升，肺壅为热，是以咳喘上气而脉浮大。此为肺胀之病，即伤风齁喘而为热者。甘、枣补其中虚，麻黄泻其皮毛，石膏清肺热，生姜、半夏，降冲逆而破壅塞也。

《伤寒》半夏散，半夏、甘草、桂枝等分，为散，白饮和服方寸匕。不能服散，水煎服。治少阴病，咽痛者。以阴气上冲，因致咽痛。半夏、桂枝，降其冲逆，甘草和其急迫也。

《金匮》半夏厚朴汤，半夏一升，厚朴三两，茯苓四两，生姜五两，苏叶二两。治妇人咽中如有炙脔。以湿旺气逆，血肉凝瘀。茯苓泻其湿，朴、半、姜、苏，降其逆而散其滞也。

半夏麻黄丸③，半夏、麻黄等分，蜜丸。治心下悸者。以阳衰土湿，升降失政，脾陷而乙木不得直升，则郁勃而为

---

① 升 原作"斤"，形近之误，据集成本、石印本、《金匮悬解·卷十四》、《金匮要略·痰饮咳嗽病脉证并治第十二》改。

② 如 原作"欲"，诸本均同，音近之误，据《金匮悬解·卷十五》、《金匮要略·肺痿肺痈咳嗽上气病脉证并治第七》改。

③ 丸 原作"汤"，据下文"蜜丸"、闽本、《金匮悬解·卷八》、《金匮要略·惊悸吐衄下血胸满瘀血病脉证并治第十六》改。

悸，胃逆而甲木不能顺降，则悬虚而为惊。胃土上逆，浊阴填塞，心下更郁，经络壅涩，碍厥阴风木升达之路，是以心悸动。《素问》：胃之大络，名曰虚里，出于左乳下，其动应衣，即此谓也。惊原于魂气之虚飘，悸原于经气之阻碍。半夏降胃逆而驱浊阴，麻黄开堙郁而通络路也。

人之中气，左右回旋，脾主升清，胃主降浊。在下之气，不可一刻而不升，在上之气，不可一刻而不降。一刻不升，则清气下陷，一刻不降，则浊气上逆。浊气上逆，则呕哕痰饮皆作，一切惊悸眩晕，吐衄嗽喘，心痞胁胀，膈噎反胃，种种诸病，于是生焉，而总由于中气之湿寒。盖中脘者，气化之原，清于此升，浊于此降，四象推迁，莫不本乎是。不寒不热，不燥不湿，阴阳和平，气机自转。寒湿偏旺，气化停滞，枢机不运，升降乃反，此脾陷胃逆之根也，安有中气健运，而病胃逆者哉！

甲木下行而交癸水者，缘于戊土之降。戊土不降，甲木失根，神魂浮荡，此惊悸眩晕所由来也。二火升炎，肺金被克，此燥渴烦躁所由来也。收令不遂，清气堙郁，此吐衄痰嗽所由来也。胆胃逆行，土木壅迫，此痞闷膈噎所由来也。凡此诸症，悉宜温中燥土之药，加半夏以降之。其火旺金热，须用清敛金火之品。然肺为病标而胃为病本，必降戊土，以转火金，胃气不降，金火无下行之路也。半夏辛燥开通，沉重下达，专入胃腑，而降逆气。胃土右转，浊瘀扫荡，胃腑冲和，神气归根，则鹤胎龟息，绵绵不绝竭矣。

血原于脏而统于经，升于肝而降于肺，肝脾不升，则血病下陷，肺胃不降，则血病上逆。缘中脘湿寒，胃土上郁，浊气冲塞，肺津隔碍，收令不行，是以吐衄。此与虚劳惊悸，本属同原，未有虚劳之久，不生惊悸，惊悸之久，不生吐衄者。当温中燥土，暖水敛火，以治其本，而用半夏降摄胃气，以治其标。

庸工以为阴虚火动，不宜半夏，率以清凉滋润之法，刊诸纸素。千载一辙，四海同风，《灵枢》半夏秫米之方，治目不得暝，在"邪客篇"。《金匮》半夏麻黄之制，绝无解者。仁人同心，下士不悟，迢迢良夜，悲叹殷庐①，悠悠苍天，此何心哉！

洗去白矾用。妊娠姜汁炒。

代 赭 石

味苦，气平，入足阳明胃经。降戊土而除哕噫，镇辛金而清烦热。

《伤寒》旋覆花代赭石汤②，方在旋覆花。用之治伤寒汗吐下后，心下痞硬，噫气不除者，以其降胃而下浊气也。滑石代赭汤，方在滑石。用之治百合病，下之后者，以其降肺而清郁火也。

代赭石重坠之性，驱浊下冲，降摄肺胃之逆气，除哕噫而泻郁烦，止反胃呕吐，疗惊悸哮喘，兼治吐衄、崩漏、痔瘘、泄利之病。

煅红，醋淬，研细，绵裹，入药煎。

---

① 殷庐　"殷"，深也。"殷庐"，深宅也。
② 石　原脱，据闽本、蜀本、集成本补。

松软者佳，坚硬者无用。

肝脾下陷者忌之。

厚 朴

味苦、辛，微温，入足阳明胃经。降冲逆而止嗽，破壅阻而定喘，善止疼痛，最消胀满。

《伤寒》桂枝加厚朴杏子汤，桂枝、芍药、生姜各三两，甘草、厚朴各二两，大枣十二枚，杏仁五十枚。治太阳伤寒，下后微喘者。下后中虚胃逆，肺金莫降，是以发喘。姜、甘、大枣，和中而补土，桂枝、芍药，疏木而泻热，厚朴、杏仁，降逆而止喘也。《伤寒》：喘家，作桂枝汤加厚朴杏子仁。

朴姜甘夏人参汤，厚朴一斤，生姜半斤，甘草二两，半夏半升①，人参一两。治伤寒汗后，腹胀满者。汗后中虚胃逆，浊阴冲塞，是以胀满。人参、甘草，补中而培土，朴、半、生姜，泻满而消胀也。

《金匮》厚朴大黄汤，厚朴一尺，枳实四枚，大黄六两。此即小承气汤，而分两不同。治支饮胸满者。以饮居心下，肺胃郁阻，是以胸满。大黄破结而逐饮，枳、朴泻满而降逆也。

厚朴三物汤，厚朴八两，枳实五枚，大黄四两。此亦小承气汤，而分量不同。二方皆君厚朴。治腹满而便闭者。以滞气抟结，闭塞不通。枳、朴行滞而止痛，大黄破结而开塞闭也。

厚朴七物汤，厚朴半斤，枳实五枚，大黄二两，桂枝二两，甘草三两，生姜五两，大枣十枚。治腹满痛，发热，脉浮而数，

---

① 升　原作"斤"，形近之误，据蜀本、集成本、石印本、《伤寒悬解·卷四》、《伤寒论·辨太阳病脉证并治中》改。

饮食如故者。以外感风邪，经腑皆郁，经气不泄，故发热脉数。腑气不通，故腹满而痛。甘、枣、桂、姜，达郁而解外，枳、朴、大黄，泻满而攻里也。

厚朴麻黄汤，厚朴五两，小麦一升，麻黄四两，石膏如鸡子大，杏仁半升，干姜二两，半夏半升，细辛二两，五味半子升。治咳而脉浮者。以中脘不运，皮毛不^①合，肺胃郁阻，浊气莫泄。麻黄发表而散寒，小麦、石膏，清肺而润燥，朴、杏、半夏、姜、辛、五味子，降逆而止咳也。

大小承气汤、<small>方在大黄。</small>半夏厚朴汤、<small>方在半夏。</small>枳实薤白桂枝汤、<small>方在枳实。</small>王不留行散^②<small>方在王不留行。</small>皆用之，以其降浊而行滞也。

厚朴苦辛下气，善破壅塞而消胀满，下冲逆而定喘嗽，疏通郁迫，和解疼痛，除反胃呕吐，疗肠滑泄利，消宿食停水，调泄秽吞酸，止肠胃雷鸣，平霍乱转筋，下冲消滞之物也。

去皮，姜汁炒。

枳 实

味苦、酸、辛，性寒，入足阳明胃经。泻痞满而去湿，消陈宿而还清。

《金匮》枳术汤，<small>枳实七枚，白术二两。煎，分三服。腹中软，即当散。</small>治心下坚，大如盘，边如旋杯，水饮所作。以

<small>① 不 原作"外"，据闽本、蜀本、集成本改。</small>
<small>② 散 原作"汤"，诸本均同，据本书卷二王不留行释文、《金匮悬解·卷十九》、《金匮要略·疮痈肠痈浸淫病脉证并治第十八》改。</small>

水停中脘，胃气郁阻，胆经隔碍，不得下行，痞结心下，坚硬不消。枳实泻水而消痞，白术燥土而补中也。

枳实薤白桂枝汤，枳实四枚，厚朴四两，栝蒌一枚，薤白半斤，桂枝一两。治胸痹心痞，胸中满结，胁下抢心。以胆胃上逆，胸膈填塞。枳、朴、薤白，破壅塞而消痹结，栝蒌、桂枝，涤浊瘀而下冲逆也。

《伤寒》枳实栀子汤，枳实三枚，栀子十四枚，香豉一两。清浆水煎，分二服，覆令微似汗。治大病差后，劳复者。大病新差，中气尚弱，因劳而复。浊阴上逆，中宫埋塞，经郁热作。枳实降浊而消滞，栀子泻热而清烦，香豉和中①而散郁也。

《金匮》枳实芍药散，枳实、芍药等分。为散，服方寸匕，日三服。并主痈脓，以大麦粥下之。治产后腹痛，烦满不得卧。以产后血亡肝燥，风木克土，是以腹痛。肝脾郁结，则胆胃壅塞，而生烦满。芍药清风而止痛，枳实泻满而除烦也。

栀子大黄汤，方在栀子。用之治伤寒下后，心烦腹满者，治酒疸懊憹热痛者。橘枳生姜汤，方在橘皮。用之治胸中痹塞，短气。桂姜枳实汤，方在桂枝。用之治心中痞塞悬痛。大小承气汤，二方在大黄。用之治阳明胃燥便难，皆以其泻痞满而破壅塞也。

枳实酸苦迅利，破结开瘀，泻痞消满，除停痰流饮，化宿谷坚癥，涤荡菀陈，功力峻猛，一切腐败壅阻之物，非此不消。

---

① 中　原作"平"，形近音近之误，据闽本、蜀本改。

麸炒黑，勿令焦，研用。

栀　子

味苦，性寒，入手少阴心、足太阴脾、足厥阴肝、足太阳膀胱经。清心火而除烦郁、泻脾土而驱湿热，吐胸膈之浊瘀，退皮肤之熏黄。

《伤寒》栀子干姜汤，栀子十四枚，干姜二两。煎，分三服。得吐，止后服。治太阳伤寒，大下后，身热不去，微烦者。大下败其中气，浊阴上逆，瘀生腐败，阻隔君火，身热心烦。干姜降逆而温中，栀子吐浊瘀而除[1]烦热也。

栀子厚朴汤，栀子十四枚，厚朴四两，枳实四枚。煎，分二服。得吐，止后服。治伤寒下后，心烦腹满，卧起不安者。以下伤土气，中脘郁满，阳明不降，浊阴上逆，陈菀填塞，阻隔君火，烦躁不宁。枳、朴，泻满而降逆，栀子吐浊瘀而除烦也。

栀子香豉汤，栀子十四枚，香豉四两。煎，分二服。得吐，止后服。治伤寒汗下后，烦热，胸中窒者。汗下败其中气，胃土上逆，浊气填瘀，君火不得下行，故心宫烦热，胸中窒塞。香豉调中而开窒，栀子扫浊瘀而除烦热也。治阳明伤寒，下后胃中空虚，客气动膈，心中懊侬，舌上苔者。下伤胃气，浊阴逆上，客居胸膈，宫城不清，故生懊侬。香豉和中而下气，栀子涌浊淤而清懊侬也。治厥阴病，利

---

① 除　原作"降"，诸本均同，形近之误，据上文"清心火而除烦郁"、下文"扫浊瘀而除烦热"改。

后虚烦，按之心下濡者。香豉和中而泻湿，栀子决浊瘀而清虚烦也。

栀子甘草香豉汤，栀子十二枚，香豉四两，甘草二两。煎，分二服。得吐，止后服。治伤寒汗吐下后，虚烦不得眠，剧则反覆颠倒，心中懊憹，此栀子香豉证。而少气者。香豉、甘草，调胃而补中气，栀子涤浊瘀而清虚烦也。

栀子生姜香豉汤，栀子十二枚，香豉四两，生姜五两。煎，分二服。得吐，止后服。治伤寒汗吐下后，虚烦不得眠，剧则反覆颠倒，心中懊憹此栀子香豉证。而呕者。香豉、生姜，降逆而止呕吐，栀子荡浊瘀而清虚烦也。

栀子柏皮汤，栀子十五枚，甘草一两，黄柏皮一两。治太阴伤寒，发热身黄者。湿在经络，郁而不泄，则发热身黄。甘草、柏皮，补中而清表热，栀子泻湿而退身黄也。

《金匮》栀子大黄汤，栀子十四枚，香豉一升，枳实五枚，大黄三两。治酒疸，心中懊憹，或热痛者。酒疸湿热郁蒸，故心懊憹。甲木冲击，故生热痛。香豉、枳、黄，降浊而泻热，栀子清心而除懊憹也。

茵陈蒿汤，方在茵陈。治太阴病，身黄腹满，小便不利者，谷疸同此。大黄硝石汤，方在大黄。治黄疸腹满，小便不利者，皆用之，以清乙木之郁蒸，泻膀胱之湿热也。

栀子苦寒，清心火而除烦热，烦热既去，清气下行，则浊瘀自涌。若热在膀胱，则下清水道，而开淋涩。盖厥阴乙木，内孕君火，膀胱之热，缘乙木之遏陷，亦即君火之郁沦也。善医黄疸者，以此。

香 豉

味苦、甘，微寒，入足太阴脾经。调和脏腑，涌吐浊瘀。

仲景《伤寒》栀子香豉汤方在栀子。用之治伤寒汗下后，烦热，胸中窒者。土湿胃逆，浊瘀凝塞，香豉扫浊瘀而开凝塞也。治伤寒汗吐下后，虚烦不得眠，剧则反覆颠倒，心中懊憹者。以腐败壅塞，浊气熏冲，香豉涌腐败而清宫城也。瓜蒂散方在瓜蒂。用之治胸中塞瘀，心中痞硬，气冲咽喉，不得息。以寒瘀胶塞，阻碍气道，香豉荡腐物而清胸膈也。《金匮》栀子大黄汤方在栀子。用之治酒疸，心中懊憹热痛。以湿热熏冲，心君郁痞，香豉排菀陈而宁神宇也。

香豉调和中气，泻湿行瘀，扫除败浊，宿物失援，自然涌吐，实非吐剂。肃清脏腑，甚有除旧布新之妙。

瓜 蒂

味苦，性寒，入足阳明胃、足太阴脾经。利水而泻湿淫，行瘀而涌腐败。

《伤寒》瓜蒂汤，瓜蒂二十枚。水一升，煎五合，顿服之。治太阳中暍，身热痛重，而脉微弱①。以夏月汗出，浴于冷水，水入汗孔，而行皮中。窍隧冷闭，郁遏阳火，而生内热。壮火伤气，故脉微弱。瓜蒂决皮中之冷，开窍而泻

---

① 太阳中暍……而脉微弱　并载于《伤寒》、《金匮》。《伤寒悬解·卷十三》释文："《金匮》以瓜蒂吐之，是定法也。"上文"《伤寒》瓜蒂汤"，本此。

热也。

瓜蒂散，瓜蒂一分，赤小豆一分。为散，取一钱匕，以香豉一合，用热汤煮作稀糜，去滓，取汁和散，温服，取吐。不吐，加之，得快吐乃止。治胸有寒痰，病如桂枝证，头不痛，项不强，寸脉微浮，心中痞硬，气上冲咽喉，不得息者。以胃土上逆，碍胆经降路，二气相迫，结于胃口，故心下痞硬。降路梗塞，则肺气逆冲，咽喉阻闭。肺气郁遏淫蒸，而化痰涎，隧道皆填，是以胸膈壅闷，不得喘息。小豆、香豉，行其瘀浊，瓜蒂涌其痰涎也。治厥阴病，邪结胸中，心下烦，饥不能食，手足厥冷，脉乍紧者。以痰涎在胸，郁阻肺气，不能四达，瓜蒂涌痰涎以通气道也。治宿食在上脘者。宿食上停，浊气不降，郁闷懊憹，头痛发热，其状甚似外感，瓜蒂涌之，则浊降而病除也。

瓜蒂苦寒，泻水涤痰，涌吐腐败，以清气道，荡宿食停饮，消水肿黄疸，通脑闷鼻齆，止咳逆齁喘，湿热头痛，风涎喉阻，一切癫痫蛊胀之病皆医。

亡血家忌之。

蜀　漆

味苦、辛，性寒，入足阳明胃、足太阴脾、足少阳胆经。荡浊瘀而治痎疟，扫腐败而疗惊狂。

《金匮》蜀漆散[①]，蜀漆、云母、龙骨等分。为散，未发前

---

① 散　原作"汤"，诸本均同，据下文"为散，服一钱匕"、《金匮悬解·卷五》、《金匮要略·疟病脉证并治第四》改。

浆水服半钱匕。温疟加蜀漆半分①，临发时服一钱匕。治牝疟多寒者。寒湿之邪，客于少阳之部，郁遏阳气，不得外达。阳气发于阴邪之内，重阴闭束，莫能透越，鼓搏振摇，则生寒战。阳郁热盛，透围而出，是以发热。阳气蓄积，盛而后发，故至期病作，应如潮信。阳旺则蓄而即盛，故日与邪争，阳衰则久而方振，故间日而作。阳进则一郁即发，锐气倍常，故其作日早，阳退则闭极方通，渐至困乏，故其作日晏。作之日早，则邪退日速，作之日晏，则邪退日迟。作晏而退迟者，阳衰不能遽发，是以寒多。阳败而终不能发，则绝寒而无热矣。云母泻其湿寒，龙骨收其腐败，蜀漆排决②陈宿，以达阳气也。

《伤寒》救逆汤方在龙骨。用之治伤寒火劫，亡阳惊狂，起卧不安者。以阳亡湿动，君相离根，浊阴上填，心宫胶塞，蜀漆除道而清君侧也。

蜀漆苦寒疏利，扫秽行瘀，破坚化积，清涤痰涎，涌吐垢浊，是以善医痎疟惊狂之病。

洗去腥用。

黎 芦

味苦、辛，性寒，入足阳明胃、手太阴肺经。涌胸膈之痰涎，定皮肤之瞤惕。

《金匮》黎芦甘草汤，黎芦、甘草。原方失载。治病人手指

---

① 分 原作"钱"，诸本均同，据上文"等分"、《金匮悬解·卷五》、《金匮要略·疟病脉证并治第四》改。

② 决 原作"次"，形近之误，据闽本、蜀本、集成本、石印本改。

臂肿动，身体眴眴者。以手之三阴，自胸走手，手之三阳，自手走头，经气郁遏，故结而为肿，郁而为动。郁极则身体眴动，不但指臂而已。此缘胸有瘀浊，阻隔经气往来之路，是以如此。甘草培其中气，黎芦吐其瘀浊，以通经气也。

黎芦苦寒毒烈，善吐浊痰，兼治疥癣，杀诸虫，点痣，去瘜肉。

升　麻

味辛、苦、微甘，性寒，入手阳明大肠、足阳明胃经。利咽喉而止疼痛，消肿毒而排脓血。

《金匮》升麻鳖甲汤，升麻二两，鳖甲手掌大一片，甘草二两，当归一两，雄黄五钱，蜀椒一两。水四升，煎一升，顿服。治阳毒为病，面赤斑斑如锦文，咽喉痛，吐脓血。阳毒之病，少阳甲木之克阳明也。手足阳明，皆行于面，少阳甲木，从相火化气，火之色赤，故面见赤色。足阳明之脉，循喉咙而入缺盆，胆胃壅迫，相火瘀蒸，故咽喉痛而吐脓血。其病五日可治，七日不可治。升麻、甘草，清咽喉而缓急迫，鳖甲、当归，消凝瘀而排脓血，雄黄、蜀椒，泻湿热而下逆气也。

升麻鳖甲去雄黄蜀椒汤，升麻二两，鳖甲手掌大一片，甘草二两，当归一两。治阴毒为病，面目青，身痛如被杖，咽喉痛。阴毒之病，厥阴乙木之克太阴也。厥阴乙木，开窍于目，木之色青，故面目青。脾主肌肉，足太阴之脉，上膈而挟咽，肝脾郁迫，风木冲击，故身及咽喉皆痛。升麻、甘草，清咽喉而缓急迫，鳖甲、当归，破结滞而润风木也。

阳毒、阴毒，病在肝胆，而起于外邪，非风寒束闭，郁其脏腑，不应毒烈如是。升麻清利咽喉，解毒发汗，表里疏通，是以奏效也。

《伤寒》麻黄升麻汤，方在麻黄。用之治厥阴病，咽喉不利，吐脓血，以其清咽喉而排脓血也。

升麻辛凉升散，清利咽喉，解肌发表，善治风寒侵迫，咽喉肿痛，呕吐脓血之病。最能解毒，一切蛊毒邪秽之物，入口即吐。避疫疠烟瘴之气，断泄利遗带之恙，止吐衄崩淋诸血，消痈疽热肿，平牙根臭烂，疗齿疼，医口疮，厥有良效。

手阳明自手走头，足阳明自头走足，二经升降不同。升麻升提之性，入手阳明为顺，入足阳明为逆。咽喉之病，以及口舌牙齿，其位在上，须用升麻，而加清降之药，自高下达，引火归根。若足阳明他病，悉宜降药，不宜升麻，惟用于涌吐方中乃可。后世庸工，以之升提足阳明胃腑清气。足阳明顺下则治，逆上则病，何可升乎！

葛 根

味甘、辛，性凉，入足阳明胃经。解经气之壅遏，清胃腑之燥热，达郁迫而止利，降冲逆而定喘。

《伤寒》葛根汤，葛根四两，麻黄、桂枝、芍药、甘草各二两，大枣十二枚，生姜二两。治伤寒太阳阳明合病，项背强几几，无汗恶风①者。阳明胃经，自头走足，行身之前。背

---

① 风 原作"寒"，诸本均同，据下文"寒闭皮毛，故无汗恶风"、《伤寒悬解·卷六》、《伤寒论·辨太阳病脉证并治中》改。

者，胸之府也，《素问》语。太阳经病不解，内侵阳明，阳明郁遏，不得顺降，冲逆胸膈，胸膈莫容，遂后壅于项背，故项背强直，几几不柔。寒闭皮毛，故无汗恶风。姜、甘、大枣，利中宫而补土，桂枝、芍药，达凝郁而泻热，麻黄散太阳之寒，葛根解阳明之郁也。治太阳与阳明合病，自下利者。以经气郁遏，则腑气壅迫，不能容受，未消之食，必至上呕，已化之谷，必至下利。麻黄发表而泻郁遏，葛根疏里而达壅迫也。又治太阳病，欲作刚痉，无汗而小便反少，气上冲胸，口噤不得语者。以过汗亡津，筋脉不柔，复感寒邪，闭其皮毛，则病刚痉。足阳明脉循上齿，手阳明脉循下齿，筋脉燥急，故口噤不开。麻黄泻闭而散寒，葛根降逆而润燥也。

桂枝加葛根汤，桂枝三两，芍药、甘草各二两，大枣十二枚，生姜三两，葛根四两。煎服。治太阳阳明合病，项背强几几，汗出恶风者。风泄皮毛，故汗出恶风。桂、芍泻太阳而达营郁，葛根解阳明而降气逆也。

葛根黄连黄芩汤，葛根半斤，黄连一两，黄芩二两，甘草二两。治太阳中风，下后，下利脉促，喘而汗出者。以下伤中气，脾陷为利，胃逆为喘。上热郁生，窍开汗出。连、芩清君相之火，葛根降阳明之逆也。

《金匮》竹叶汤，方在竹叶。用之治产后中风，发热面赤，喘而头痛。以胃气上逆，肺郁生热，故气喘头痛而发热面赤，葛根清胃而降逆也。

奔豚汤，方在甘李根白皮。用之治奔气上冲胸，腹痛，往来寒热。以风木勃发，则生烦躁，生葛清风而润燥，泻热而除烦也。

葛根辛凉下达，除烦泻热，降阳明经腑之郁。经腑条畅，上脘之气不逆，则下脘之气不陷，故呕泄皆医。生津止渴，清金润燥，解阳明郁火，功力尤胜。

作粉最佳。鲜者，取汁用，甚良。

赤 石 脂

味甘、酸、辛，性涩，入手少阴心、足太阴脾、手阳明大肠经。敛肠胃而断泄利，护心主而止痛楚。

《伤寒》桃花汤，干姜三两，粳米一升，赤石脂一斤（用一半研末）。水七升，煮米熟，去渣，温服七合，入赤石脂末方寸匕。治少阴病，腹痛下利，小便不利，便脓血者。以水土湿寒，脾陷肝郁，二气逼迫，而腹为之痛。木愈郁而愈泄，水道不通，则谷道不敛，膏血脱陷，凝瘀腐败，风木摧剥，而下脓血。粳米补土而泻湿，干姜温中而驱寒，石脂敛肠而固脱也。

赤石脂禹余粮汤，赤石脂一斤，禹余粮一斤。治伤寒下利不止，利在下焦，服理中汤，利益甚者。己土湿陷，庚金不敛，则为泄利。而己土湿陷之利，其病在中，理中可愈，庚金不敛之利，其病在下，理中不能愈。石脂、余粮，涩滑而断泄利也。

乌头赤石脂丸方在乌头。用之治心痛彻背，以其保宫城而护心君也。

赤石脂酸收涩固，敛肠住泄，护心止痛，补血生肌，除崩收带，是其所长。最收湿气，燥脾土，治停痰吐水之病。更行瘀涩，破凝滞，有催生下衣之能。兼医痈疽、痔瘘、反胃、脱肛之证。

禹余粮

味甘，微寒，入足太阴脾、足少阴肾、足厥阴肝、手阳明大肠经。止小便之痛涩，收大肠之滑泄。

《伤寒》禹余粮丸，原方失载。治汗家重发汗，恍惚心乱，小便已阴痛者。以发汗太多，阳亡神败，湿动木郁，水道不利，便后滞气梗涩，尿孔作痛。禹余粮甘寒收涩，秘精敛神，心火归根，坎阳续复，则乙木发达，滞开而痛止矣。

赤石脂禹余粮汤，方在石脂。用之治大肠滑脱，利在下焦者，以其收湿而敛肠也。

禹余粮敛肠止泄，功同石脂，长于泻湿，达木郁而通经脉，止少腹骨节之痛，治血崩闭经之恙，收痔瘘失血，断赤白带下。

煎汤，生，研。作丸、散，煅红，醋淬，研细用。

鸡子黄

味甘，微温，入足太阴脾、足阳明胃经。补脾精而益胃液，止泄利而断呕吐。

《伤寒》黄连阿胶汤，方在阿胶。用之治少阴病，心中烦，不得卧者，以其补脾而润燥也。《金匮》百合鸡子汤，方在百合。用之治百合病，吐之后者，以其涤胃而降逆也。排脓散，方在桔梗。用之以其补中脘而生血肉也。

鸡子黄温润淳浓，体备土德，滋脾胃之精液，泽中脘之枯槁，降浊阴而止呕吐，升清阳而断泄利，补中之良

长沙药解 卷一

药也。

煎油，治小儿湿热诸疮，甚效。鸡子白在三卷中。

麻 仁

味甘，气平，性滑，入足阳明胃、手阳明大肠、足厥阴肝经。润肠胃之约涩，通经脉之结代。

《伤寒》麻仁丸，麻子仁二升，芍药半斤，杏仁一斤（去皮尖，炒用，研如脂），大黄一斤，厚朴一斤，枳实半斤。末，炼蜜丸。梧子大，饮服十丸，日三服，渐加。治阳明病，脾约便难。以脾气约结，糟粕不能顺下，大肠以燥金主令，敛涩不泄，日久消缩，约而为丸。燥结不下，是以便难。麻仁、杏仁，润燥而滑肠，芍药、大黄，清风而泻热，厚朴、枳实，行滞而开结也。

炙甘草汤，方在甘草。用之治少阳病，脉结代，心动悸者，以其养血而润燥也。

麻仁滑泽通利，润大肠而滋经脉，隧路梗涩之病宜之。

去壳，炒，研用。

白 蜜

味甘、微咸，入足阳明胃、足太阴脾、手阳明大肠经。滑秘涩而开结，泽枯槁而润燥。

《伤寒》蜜煎导法，蜜七合。炼干，作挺如指，长二寸。内谷道中，欲大便时去之。治阳明病，自汗出，小便自利，津液内竭，大便硬者。以汗尿亡津，而致便硬，非胃热便难之比，不可攻下，蜜煎润燥而滑肠也。

《金匮》大半夏汤，方在半夏。用之治反胃呕吐，以肠窍闭塞，糟粕不得下传，白蜜润大肠而通传道也。《伤寒》

大陷胸丸，<small>方在大黄</small>。用之治结胸项强，以其滑胸膈而下瘀浊也。《金匮》乌头汤，<small>方在乌头</small>。用之治历节疼痛，以其滑经络而止寒湿也。大乌头煎，<small>方在乌头</small>。用之治寒疝绕脐痛，以其润筋脉而缓迫急也。甘草粉蜜汤，<small>方在甘草</small>。用之治蛔虫为病，吐涎心痛，以其滋乙木而息风燥也。甘遂[1]半夏汤，<small>方在甘遂[2]</small>。用之治留饮欲去，心下续坚满，以其滑肠胃而泻水饮也。

蜂蜜浓郁滑泽，滋濡脏腑，润肠胃而开闭涩，善治手足阳明燥盛之病。太阴湿旺，大便滑溏者勿服。

入水四分之一，炼熟用。

大 黄

味苦，性寒，入足阳明胃、足太阴脾、足厥阴肝经。泻热行瘀，决壅开塞，下阳明之燥结，除太阴之湿蒸，通经脉而破癥瘕，消痈疽而排脓血。

《伤寒》大承气汤，<small>大黄四两，芒硝三两，枳实五枚，厚朴半斤</small>。治阳明病，胃热便难。以表病失解，郁其胃阳。阳莫盛于阳明，阳明戊土，从燥金化气，阳旺土燥，肠窍结涩，腑热莫宣，故谵语潮热，手足汗流。胃气壅遏，不得下泄，故脐腹满痛。大黄、芒硝，破结而泻热，厚朴、枳实，降逆而消滞也。

小承气汤，<small>大黄四两，厚朴二两，枳实三枚</small>。治阳明病，

长沙药解
卷一

---

① 遂 原作"草"，诸本均同，据本书卷四甘遂释文、《金匮悬解·卷十四》、《金匮要略·痰饮咳嗽病脉证并治第十二》改。

② 遂 原作"草"，诸本均同，据本书卷四甘遂释文改。

腑热方作。大黄泻其燥热，朴、枳开其郁滞也。

大陷胸汤，大黄六两，芒硝一斤，甘遂一钱。水六升，煮大黄，取二升，去渣，入芒硝，煎化，入甘遂末，分服。治太阳中风，下早而为结胸。以腑热未实，下之太早，伤其中气，戊土不降，里阴上逆，皮毛未泄，表阳亦陷，阴阳拒隔，结于胸中。寒热逼蒸，化生水气，硬满疼痛，烦躁懊恼。硝、黄泻其郁热，甘遂排其水饮也。

大陷胸丸，大黄半斤，芒硝半斤，葶苈半斤，杏仁半升。共末之，入芒硝，研如脂。丸如弹子大，取一枚，甘遂末一钱，白蜜二合，水二升，煮一升，温顿服之。一宿乃下。不下，更服。治结胸项强，状如柔痉。以湿热熏冲，上连颈项。大黄、芒硝，破结而泻热，杏仁、葶苈、甘遂，降逆而泻水也。

大黄黄连泻心汤，大黄二两，黄连一两。麻沸汤一升渍之，去渣，分温服。治伤寒下后复汗，心下痞硬。以汗下伤中气，阳亡土败，胃气上逆，阻碍胆经降路，结于心下，痞塞硬满。相火既隔，君火亦升。大黄泻戊土而清热，黄连泻心火而除烦也。

桂枝加大黄汤，桂枝三两，甘草二两，生姜三两，大枣十二枚，芍药六两，大黄一两。治太阳病，医反下之，因而腹满实痛，属太阴者。以太阳表病，误下而伤脾气，脾陷木遏，郁生风热，侵克己土，胀满而成实痛。桂枝和中而解表，芍药滋乙木而清风，大黄泻己土而消满也。

《金匮》大黄硝石汤，大黄、硝石、黄柏各四两，栀子十五枚，水煎，顿服。治黄疸，腹满，自汗，小便不利而赤。以黄家湿淫经络，皮毛莫启，是以发黄。今汗孔外泄，水道

长沙药解 卷一

里郁，表和里实，湿不在经络而在脏腑，法当用下。大黄、黄柏，泻其瘀热，硝石、栀子，清其湿热也。

苓甘五味姜辛半杏加大黄汤，茯苓四两，甘草三两，五味子半升，干姜三两，细辛三两，半夏半升，杏仁半升，大黄三两。治痰饮，水去呕止，肿消痹愈，而面热如醉者。痰饮服半夏而水去，服杏仁而肿消，若面热如醉，是胃热逆冲，上熏其面。缘足之三阳，自头走足，阳明行身之前，自面而下，加大黄以泻阳明之热也。

大黄附子汤，大黄三两，细辛二两，附子三枚（炮用）。治胁下偏痛，发热，其脉紧弦。以脾土寒湿，郁其肝气，风木抑遏，故胁痛而发热，脉弦而且紧。宜以温药下其结寒，辛、附，温寒而破瘀，大黄下积而开结也。

大黄甘草汤，大黄一两，甘草一两。治食已即吐者。以土弱胃逆，浊气痞塞，郁生上热，故水谷不下。大黄破其痞塞，甘草培土补中，缓其下行之急也。

《伤寒》抵当汤，大黄三两，桃仁、水蛭、虻虫各三十枚。水煎，分三服。治伤寒六七日后，表证犹在，脉微而沉，热在下焦，其人发狂，小腹硬满，小便自利者。以表病失解，经热莫达，内传膀胱之腑，血室瘀蒸，是以发狂。宜先解其表寒，而后下其瘀血，桃、蛭、虻虫，破其瘀血，大黄泻其郁蒸也。

《金匮》大黄䗪虫丸，大黄十分，甘草三两，杏仁一升，芍药四两，干地黄十两，桃仁一升，干漆一两，虻虫一升，水蛭百枚，蛴螬半升，䗪虫半升，黄芩三两。蜜丸，小豆大。酒饮服五丸，日三服。治五劳，义详《素问·宣明五气篇》中。七伤，义详《金匮·血

长沙药解

卷一

痹虚劳》。羸瘦腹满，内有干血，肌肤甲错，两目黯黑。以中气劳伤，已土湿陷，风木抑遏，贼伤脾气。脾气堙郁，不能腐熟水谷，化生肌肉，故羸瘦而腹满。肝藏血而窍于目，肝气抑遏，营血瘀涩，无以荣华皮腠，故肌肤甲错而两目黯黑。甘草培土而缓中，杏仁行滞而泻满，桃仁、干漆、虻虫、水蛭、蛴螬、䗪虫，破郁而消癥，芍药、地黄，清风木而滋营血，黄芩、大黄，泻相火而下结块也。

下瘀血汤，大黄三两，桃仁二十枚，䗪虫二十枚。炼蜜为四丸，酒一升，煮一丸。取八合，顿服之。瘀血下如豚肝。亦主经水不利。治产后腹痛，中有瘀血，着于脐下者。以瘀血在腹，木郁为痛。桃仁、䗪虫，破其瘀血，大黄下其癥块也。

大黄甘遂汤，大黄二两，甘遂二两，阿胶二两。煮一升，顿服之，其血当下。治产后水与血结在血室，小腹胀满，小便微难而不渴者。以水寒湿旺，乙木抑遏，水瘀血结，不得通达，故腹胀满，便难而不渴。阿胶清风而润木，大黄、甘遂，下瘀血而行积水也。

大黄牡丹皮汤，大黄四两，芒硝四合，瓜子半升，桃仁五十枚，牡丹皮一两。煎一升，入芒硝，煎化，顿服之。有脓当下，无脓下血。治肠痈，少腹肿痞，按之痛如淋，小便调，自汗出，时时发热，复恶寒，脓已成，其脉洪数者。以湿寒隔碍，气血不行，壅肿而为痈疽。营卫瘀遏，外寒内热，郁热淫蒸，故肉腐为脓。脓之未成，气血壅塞，则脉见迟紧，脓成结消，气血通达，故见洪数。未脓可下，脓成宜排。丹皮、桃仁、瓜子，排决其脓血，大黄、芒硝，寒泻其燔蒸也。

大黄苦寒迅利，泻热开瘀，决壅塞而通结闭，扫腐败而荡菀陈。一切宿食留饮，老血积痰，得之即下，心痞腹胀，胃结肠阻，饮之即通。湿热瘀蒸，非此不除，关窍梗塞，非此不开。荡涤肠胃之力，莫与为比，下痢家之停滞甚捷。

酒浸用。

巴　豆

味辛、苦，大热，入足阳明胃、足太阴脾、足少阴肾经。驱寒邪而止痛，开冷滞而破结。

《伤寒》二白散，方在桔梗。用之治寒实结胸，无热证者。以寒实郁结，痞塞不通，巴豆破寒实而决郁塞也。

巴豆辛苦大热，破沉寒积冷，止心疼腹痛，泻停痰积水，下宿谷坚癥，治霍乱胀痛，不能吐泄，疗寒痰阻闭，不得喘息，排脓血而去腐秽，荡积滞而断疟痢，消死肌胬肉，点疣痣疥癣。种种奇功，神异非常。

去壳，炒，研用。强人可服二厘。

长沙药解

卷一

卷二 长沙药解

昌邑黄元御坤载著

当 归

味苦、辛，微温，入足厥阴肝经。养血滋肝，清风润木，起经脉之细微，回肢节之逆冷，缓里急而安腹痛，调产后而保胎前，能通妊娠之小便，善滑产妇之大肠，奔豚须用，吐蛔宜加，寒疝甚良，温经最效。

《伤寒》当归四逆汤，当归三两，芍药三两，细辛二两，通草三两，甘草二两，大枣二十五枚。治厥阴伤寒，手足厥冷，脉细欲绝。以肝司营血，而流于经络，通于肢节，厥阴之温气亏败，营血寒涩，不能充经络而暖肢节。甘草、大枣，补脾精以荣肝，当归、芍药，养营血而复脉，桂、辛、通草，温行经络之寒涩也。

《金匮》当归生姜羊肉汤，当归三两，生姜五两，羊肉一斤①。治寒疝腹痛，胁痛里急，及产后腹痛。以水寒木郁，侵克己土。当归补血而荣木，生姜、羊肉，行滞而温寒也。

当归芍药散，当归三两，芍药一斤，川芎三两，白术四两，

---

① 斤 原作"片"，形近之误，据集成本、石印本、《金匮悬解·卷十七》、《金匮要略·腹满寒疝宿食病脉证治第十》改。

茯苓四两，泽泻半斤。治妇人妊娠杂病诸腹痛。以脾湿肝郁，风木贼土。归、芎、芍药，疏木而清风燥，苓、泽、白术，泻湿而补脾土也。

当归贝母苦参丸，当归四两，贝母四两，苦参四两。治妊娠小便难，饮食如故。以膀胱之水，生于肺金而泄于肝木，金木双郁，水道不利。当归滋风木之郁燥，贝母、苦参，清金利水而泻湿热也。

当归散，当归一斤，芍药一斤，川芎一斤，黄芩一斤，白术半斤。为散，酒服方寸匕。治胎产诸病。以胎前产后诸病，土湿木郁，而生风燥。芎、归、芍、芩，滋风木而清热，白术燥湿土而补中也。

火为阳而水为阴，水中之气，是为阳根。阳根左升，升乙木而化丁火，火降而阳清，则神发焉。神旺于火，而究其本原，实胎于木，阳气全升则神旺。木处阳升之半，神之初胎，灵机方肇，是谓之魂，魂藏于肝而舍于血。肝以厥阴风木，生于癸水，癸水温升，而化血脉。血者，木之精液，而魂之体魄也。

风静血调，枝干荣滋，则木达而魂安。温气亏乏，根本失养，郁怒而生风燥，精液损耗，本既摇落，体魄伤毁，魂亦飘扬，此肝病所由来也。于是肢寒脉细，腹①痛里急，便艰尿涩，经闭血脱，奔豚、吐蛔、寒疝之类，由此生焉。悉当养血，以清风燥。

当归滋润滑泽，最能息风而养血，而辛温之性，又与

---

① 腹 原作"肠"，诸本均同，形近之误，据上下文义改。

木气相宜。酸则郁而辛则达，寒则凝而温则畅，自然之理也。血畅而脉充，故可以回逆冷而起细微。木达而土苏，故可以缓急痛而安胎产。诸凡木郁风动之证，无不宜之。但颇助土湿，败脾胃而滑大便，故仲景用之，多土木兼医。但知助阴而不知伐阳，此后世庸工所以大误苍生也。

阿　胶

味平，入足厥阴肝经。养阴荣木，补血滋肝，止胞胎之阻疼，收经脉之陷漏，最清厥阴之风燥，善调乙木之疏泄。

《金匮》胶艾汤，阿胶二两，干地黄六两，芍药四两，当归三两，川芎二两，甘草二两，艾叶三两。治妊娠胞阻，腹痛下血。以乙木不达，侵克己土，是以腹痛。乙木郁陷，而生风燥，疏泄失藏，是以下血。胶、地、归、芍，养血而清风燥，甘草补中而缓迫急，川芎疏木而达遏郁，艾叶暖血而回陷漏也。

胶姜汤，阿胶、干姜。原方阙载，今拟加甘草、大枣、生姜、桂枝。治妇人经脉陷下，滴漏墨色。以脾肾阳亏，风木郁陷，经寒血漏，色败而黑。阿胶滋风木而止疏泄，干姜温经脉而收陷漏也。

乙木生于癸水而长于己土，水温土燥，则木达而血升，水寒土湿，则木郁而血陷。木气抑遏，不得发扬，于是怫郁而生风燥。凡诸腹痛里急，崩漏淋痢之证，无不以此。风木之性，专于疏泄，泄而未遂，则梗涩不行，泄而太过，则注倾而下。阿胶息风润燥，养血滋阴，猪苓、方在猪苓。薯蓣、方在薯蓣。黄土、方在黄土。温经、方在茱萸。白头翁、方在白头翁。炙甘草、方在甘草。鳖甲煎、方在鳖甲。黄连阿胶、方在黄连。大黄甘遂方在大黄。诸方皆用之，以滋乙木之风燥也。其性滋润凝滞，最败脾胃而滑大肠，阳衰土湿，饮食不消，胀满溏滑之家，甚不相宜。必不得已，当辅以姜、桂、二苓之类。

蛤粉炒，研用。

地 黄

味甘、微苦，入足太阴脾、足厥阴肝经。凉血滋肝，清风润木，疗厥阴之消渴，调经脉之结代，滋风木而断疏泄，血脱甚良，泽燥金而开约闭，便坚亦效。

《金匮》肾气丸，干地黄八两，山茱萸四两，薯蓣四两，茯苓三两，泽泻三两，牡丹皮三两，桂枝一两，附子一两。治虚劳腰痛，小腹拘急，小便不利，及妇人转胞，不得小便，及短气有微饮，及男子消渴，小便反多。以木主疏泄，水寒土湿，乙木郁陷，不能上达，故腰痛而腹急。疏泄之令不行，故小便不利。土木郁塞，下无透窍，故胞系壅阻而转移。水饮停留，上无降路，故气道格碍而短促。木以疏泄为性，郁而莫泄，激怒而生风燥，津液伤耗，则病消渴。风木之性，泄而不藏，风盛而土湿，不能遏闭，泄之太过，故小便反多。久而精溺注倾，津液无余，则枯槁而死。燥在乙木，湿在己土，而寒在癸水。乙木之燥，病之标也，癸水之寒，病之本也，是当温补肾气，以拔病本。附子补肾气之寒，薯、萸，敛肾精之泄，苓、泽，渗己土之湿，地黄润乙木之燥，桂枝达肝气之郁，丹皮行肝血之滞。

盖木愈郁而风愈旺，风旺而疏泄之性愈烈，泄之不通，则小便不利，泄而失藏，则小便反多，标异而本同，总缘于土湿而水寒，生意之弗遂也。水温土燥，郁散风清，则木气发达，通塞适中，而小便调矣。

肾气者，坎中之阳，《难经》所谓肾间动气，生气之根，呼吸之门也。方以肾气为名，则君附子而不君地黄。地黄者，淮阴①之兵，多多益善，而究非主将也。

仲景于地黄，无作君之方，无特加之法。肾气丸用之治消渴淋癃，君附子以温肾气，地黄滋风木之枯燥也。薯蓣丸，<small>方在薯蓣。</small>用之治虚劳风气，君薯蓣以敛肾精，地、胶、归、芍，清风木之疏泄也。《伤寒》炙甘草汤，<small>方在甘草。</small>用之治经脉结代，君甘草以补中气，地、胶、麻仁，滋经脉之燥涩②也。大黄䗪虫丸，<small>方在大黄。</small>用之治劳伤干血，君大黄、䗪虫以破血积，地黄、芍药，润经脉之枯燥也。黄土汤，<small>方在黄土。</small>用之治便后下血，君黄土以收血脱，地黄、阿胶，清风木之疏泄也。胶艾汤，<small>方在阿胶。</small>用之治胎阻下血，君胶、艾以回血漏，地黄、归、芍，清风木之疏泄也。百合地黄汤，<small>方在百合。</small>用之治百合初病，君百合以清肺热，地黄泻脏腑之瘀浊也。

地黄滋润寒凉，最滑大便，火旺土燥者宜之。伤寒阳明病，腑燥便结，多服地黄浓汁，滋胃滑肠，胜用承气。鲜者尤捷，故百合地黄汤以之泻脏腑瘀浊，其力几同大黄。

---

① 淮阴　指西汉·韩信。
② 涩　原作"湿"，诸本均同，形近之误，据药物功用改。

温疫、疹病之家，营郁内热，大用生地，壮其里阴，继以表药发之，使血热外达，皮肤斑生，亦为要物。血热不得透泄，以致经络郁热，而生痂癞，是为癫风，用生地于表散之中，清经热以达皮毛，亦为良品。水旺土湿者，切不可服！

凡人木病则燥，土病则湿，而木之病燥，究因土湿。滋木之燥，势必益土之湿，土湿愈增，则木燥愈甚，木益枯而土益败，则人死矣。地黄甚益于风木，甚不宜于湿土。阳旺土燥则不病，病者皆阴旺而土湿者也。

外感阳明之中，燥湿相半，三阴全是湿寒。内伤杂病，水寒土湿者，十之八九，土木俱燥者，不多见也。脾约之人，大便结燥，粪若羊矢，反胃噎膈，皆有此证，是胃湿而肠燥，非真燥证也。衄家，惟阳明伤寒，卫郁莫泄，逆循上窍，冲逼营血，以致鼻流，于表汗之中，加生地凉营之味，使之顺达皮毛，乃为相宜。至于内伤吐衄，悉缘土湿，更非燥证，以及种种外热烦蒸，无非土湿阳飞，火奔水泛，久服地黄，无有不死！

盖丁癸同宫，戊己并行，人之衰也，火渐消而水渐长，燥日减而湿日增，阳不胜阴，自然之理。阳旺则壮，阴旺则病，阳纯则仙，阴纯则鬼，抑阴扶阳，不易之道。但至理幽玄，非上智不解，后世庸工，以下愚之资，而谈上智之业，无知妄作，遂开补阴滋水之派。群儿冒昧，翕习①成风，著作流传，遍于寰海，使抱病之家，死于地黄者十九，

① 翕习　威盛貌。

念之可为痛心也！

晒干，生用。仲景方中生地，是用鲜者取汁。熟地之制，庸工妄作，不足用也。

芍 药

味酸、微苦、微寒，入足厥阴肝、足少阳胆经。入肝家而清风，走胆腑而泻热。善调心中烦悸，最消腹里痛满，散胸胁之痞热，伸腿足之挛急，吐衄悉瘳，崩漏胥断，泄痢与淋带皆灵，痔瘘共瘰疬并效。

《伤寒》桂枝加芍药汤，桂枝三两，甘草二两，大枣十二枚，生姜三两，芍药六两。治太阳伤寒，下后腹满痛，属太阴者。以木养于土，下败脾阳，己土湿陷，乙木遏郁，而生风燥，侵克己土，是以腹痛。木贼土困，便越二阳，而属太阴。姜、甘、大枣，补土和中，桂枝达肝气之郁，加芍药清风木之燥也。

小柴胡汤，方在柴胡。治少阳伤寒，腹中痛者，去黄芩，加芍药。通脉四逆汤，方在甘草。治少阴病，下利脉微，腹中痛者，去葱，加芍药二两。《金匮》防己黄芪汤，方在防己。治风湿脉浮身重。胃中不和者，加芍药三分。盖土湿木陷，郁生风燥，风木冲击，脾土被伤，必作疼痛，不以芍药清风燥而泻木郁，痛不能止也。《伤寒》真武汤，方在茯苓。治少阴病，腹痛，四肢沉重疼痛，而用芍药。小建中汤，方在胶饴。治少阳伤寒，腹中急痛，而倍芍药，皆此义也。四逆散，方在甘草。治少阴病，四逆，腹痛用芍药而加附子，法更妙矣。

新加汤，方在人参。治太阳伤寒，发汗后，身疼痛，脉沉迟者，桂枝加芍药生姜各一①两，人参三两。以肝司营血，行经络而走一身，汗泄营中温气，木枯血陷，营气沦郁而不宣畅，故身作疼痛而脉见沉迟。木陷则生风，人参补血中之温气，生姜达经脉之郁陷，芍药清风木之燥也。

附子汤，方在附子。治少阴病，身体疼，手足寒，骨节痛，脉沉者。以血行于经络，走一身而达肢节，水寒而风木郁陷，是以脉沉。营血沦涩，不能行一身而暖肢节，是以身疼而肢节寒痛。参、术、苓、附，补火土而泻寒水，芍药清风木之燥也。

芍药甘草汤，芍药四两，甘草四两。治太阳伤寒，脉浮汗出，心烦恶寒，小便数，脚挛急。以阳虚土弱，脾陷胃逆，相火不降而心烦，风木不升而恶寒。风木疏泄，上下失藏，故汗出而尿数。津液耗伤，筋脉焦缩，故腿足挛急。甘草补其土虚，芍药双清木火，以复津液也。

相火上郁，则阳泄而烦心，小建中治少阳病心悸而烦者，芍药清相火之逆升也。

风木下郁，则阳陷而恶寒，芍药附子甘草汤，芍药三两，甘草三两，附子一枚。治太阳伤寒，发汗病不解，反恶寒者。以汗伤中气，风木不达，阳气郁陷，则表病不解而反加恶寒，缘阳不外达于皮毛也。阳气之陷，因土虚而水寒，甘草补已土之虚，附子温癸水之寒，芍药清风木之燥也。

---

① 一 原作"二"，诸本均同，据《伤寒悬解·卷四》、《伤寒论·辨太阳病脉证并治中》改。

桂枝去芍药汤，桂枝三两，甘草三两，大枣十二枚，生姜三两。治太阳伤寒，下后脉促胸满者。以表证未解，而误下之，经阳内陷，为里阴所拒，结于胸膈，则为结胸。若脉促者，"仲景脉法"①：脉来数，时一止，名曰促。是经阳不至全陷，"脉法"：阳盛则促，是为里阴所壅逼。故表证犹未解也，可用桂枝表药。若觉胸满，则当去芍药。缘下伤中气，里阴上逆，表阳内陷，为里阴所拒，是以胸虽不结，而亦觉壅满，里阳既败，故去芍药之酸寒，而以桂枝达其经阳也。若微觉恶寒，便是阳陷稍深，则于去芍药方中，加附子以温寒水也。

真武汤，下利者，去芍药，加干姜二两。以肝脾阳败，则下陷而为泄利，故去芍药之酸寒，而加干姜之辛温也。

阳根于水，升于肝脾，而化丁火，水寒土湿，脾阳郁陷，下遏肝木升达之路，则郁勃而克脾土，腹痛里急之病，于是生焉。厥阴以风木之气，生意不遂，积郁怒发，而生风燥，是以厥阴之病，必有风邪。风性疏泄，以风木抑遏，而行疏泄之令，若消、若淋、若泄、若痢、若崩、若漏、若带、若遗，始因郁而欲泄，究欲泄而终郁。其或塞、或通，均之②风燥则一也。芍药酸寒入肝，专清风燥而敛疏泄，故善治厥阴木郁风动之病。肝胆表里同气，下清风木，上清相火，并有捷效。

然能泄肝胆风火，亦伐脾胃之阳。《伤寒》：太阴为病，

---

① 仲景脉法　指《伤寒论·辨脉篇》。
② 之　是也。

脉弱，其人续自便利，设当行大黄、芍药者，宜减之，以其人胃气弱，易动故也。凡风木之病，而脾胃虚弱，宜稍减之，与姜、桂、苓、术并用，土木兼医。若至大便滑泄，则不可用矣。黄芩汤、大柴胡汤用之治少阳之下利，以甲木而克戊土，所以泻少阳之相火也。伤寒别经及杂证下利，皆肝脾阳陷，不宜芍药。其败土伐阳，未如地黄之甚，然泻而不补，亦非虚家培养之剂也。

《金匮》妇人腹痛用芍药诸方，总列于后。妊娠及杂病诸腹痛，当归芍药散主之。方在当归。产后腹痛烦满，枳实芍药散主之。方在枳实。产后虚羸，腹痛里急，痛引腰背，杂病腹中痛，小建中汤主之。方在胶饴。带下，少腹满痛，经一月再见者，土瓜根散主之。方在土瓜根。

防　风

味甘、辛，入足厥阴肝经。燥己土而泻湿，达乙木而息风。

《金匮》桂枝芍药知母汤方在桂枝。用之治历节疼痛，以其燥湿而舒筋脉也。薯蓣丸方在薯蓣。用之治虚劳，风气百病，以其燥湿而达木郁也。竹叶汤方在竹叶。用之治产后中风，发热面赤，以其疏木而发营郁也。

厥阴风木之气，土湿而木气不达，则郁怒而风生。防风辛燥发扬，最泻湿土而达木郁，木达而风自息，非防风之发散风邪也。风木疏泄，则窍开而汗出，风静而汗自收，非防风之收敛肌表也。其诸主治，行经络，逐湿淫，通关节，止疼痛，舒筋脉，伸急挛，活肢节，起瘫痪，清赤眼，收冷泪，敛自汗盗汗，断漏下崩中。

柴　胡

味苦，微寒，入足少阳胆经。清胆经之郁火，泻心家之烦热，行经于表里阴阳之间，奏效于寒热往来之会，上头目而止眩晕，下胸胁而消硬满，口苦咽干最效，眼红耳热甚灵，降胆胃之逆，升肝脾之陷，胃口痞痛之良剂，血室郁热之神丹。

《伤寒》小柴胡汤，柴胡半斤，半夏半升，甘草三两，黄芩三两，人参三两，大枣十二枚，生姜三两。治少阳伤寒中风五六日，往来寒热，胸胁苦满，默默不欲饮食，心烦喜呕。以少阳之经，居表阳里阴之中，表阳内郁，则热来而寒往，里阴外乘，则热往而寒来。其经行于胸胁，循胃口而下，逆而上行，戊土被克，胆胃俱逆，土木壅遏，故饮食不纳，胸胁满而烦呕生。少阳顺降，则下温而上清，少阳逆升，则下寒而上热。热胜则传阳明，寒胜则传太阴。柴胡、黄芩，清泻半表，使不热胜，而入阳明，参、甘、大枣，温补半里，使不寒胜，而入太阴，生姜、半夏，降浊阴之冲逆，而止呕吐也。又治腹中急痛者，以胆胃逼迫，则生痞痛，参、甘、大枣、柴胡、黄芩，内补土虚而外疏木郁也。治妇人中风，经水适断，热入血室，寒热如疟，发作有时者。以经水适断，血室方虚，少阳经热，传于厥阴，而入血室。夜而血室热作，心神挠[1]乱，谵妄不明。外有胸胁痞满，少阳经证。肝胆同气，柴、芩清少阳经中之热，亦即清厥阴血室之热也。

---

① 挠　扰也。

大柴胡汤，柴胡半斤，黄芩三两，半夏半升，生姜五两，大枣十二枚，芍药二两，枳实四两，大黄二两。治少阳伤寒，汗出不解，心中痞硬，呕吐而下利者。以少阳半表阳旺，热胜而传阳明，汗愈泄而胃愈燥，故汗出不解。甲木侵迫，戊土被逼，胃气郁遏，水谷莫容，故吐利俱作。胃口壅塞，故心中痞硬。少阳证罢，便是阳明之承气证，此时痞硬呕利，正在阳明少阳经腑合病之秋。柴、芩、芍药，清少阳之经，枳实、大黄，泻阳明之腑，生姜、半夏，降浊气而止呕逆也。

《金匮》鳖甲煎丸 方在鳖甲。用之治病疟一月不差，结为癥瘕。以疟邪亦居少阳之部，柴胡所以散少阳经气之痞塞也。

寒性闭塞而营性发散，伤寒则寒愈闭而营愈发，发而不通，遂裹束卫气而生表寒，迟则阳郁而后发热。风性疏泄而卫性收敛，中风则风愈泄而卫愈敛，敛而不启，遂遏逼营血而生里热，迟则阴郁而后恶寒。阳盛于三阳，阴盛于三阴，少阳之经，行于三阳三阴之中，半表半里之介。半里之阴乘于外，则闭藏而为寒，及其衰也，内郁之阳，又鼓发而为热，热来则寒往矣。半表之阳发于内，则蒸腾而为热，及其衰也，内郁之阴，又裹束而为寒，寒来则热往矣。阳明之不能热往而寒来者，阳盛于表也，太阴之不能寒往而热来者，阴盛于里也。足少阳以甲木化相火，顺则下行而温水脏，相火下秘，故上清而下暖，逆而上行，出水腑而升火位，故下寒而上热。下寒则半里之阴内旺，所以胜表阳而为寒，上热则半表之阳外旺，所以胜里阴而为热。表阳里阴，各居其半，均势相争，胜负循环，则见寒热之往来。阴胜则入太阴之脏，但有纯寒而热不能来，阳胜则入阳明之腑，但有纯热而寒不能来。

入腑则吉，徐用承气，泻其内热而外无别虑，入脏则凶，急用四逆，温其里寒而未必万全，是以入脏为逆，入腑为顺。然入腑失下而亦有死者，究不如在经之更顺也。方其在经，阴阳抟战，胜负未分，以小柴胡双解表里，使表阳不至传腑，里阴不至传脏，经邪外发，汗出病退，此小柴胡之妙也。

足少阳经，自头走足，行身之侧，起于目之外眦，从耳下项，由胸循胁，绕胃口而下行，病则逆行，上克戊土而刑辛金。以甲木而克戊土，胃无下降之路，则气逆而作呕吐，以相火而刑辛金，肺无下降之路，则气逆而生咳嗽。辛金被贼，则痞塞于胸胁，戊土受虐，则胀满于腹胁，以其经气之结滞也。木气盛则击撞而痛生，火气盛则熏蒸而发热。凡自心胁胸肋而上，若缺盆颈项，若咽喉口齿，若辅颐腮颧，若耳目额角，一切两旁热痛之证，皆少阳经气之逆行也。少阳甲木，居于左而行于右，邪轻则但发于左，邪旺则并见于右。柴胡入少阳之经，清相火之烦蒸，疏木气之结塞，奏效最捷。无论内外感伤，凡有少阳经病，俱宜用之。缘少阳之性，逆行则壅迫而暴烈，顺行则松畅而和平，柴胡清泻而疏通之，经气冲和，则反逆为顺而下行也。

肝胆表里相同，乙木下陷而生热者，凡诸淋浊泄痢之

卷二

类，皆有殊功。以其轻清萧散①，甚与肝胆之郁热相宜。热退郁消，自复升降之旧，故既降少阳之逆，亦升厥阴之陷。痔瘘之证，因手少阳之陷，瘰疬之证，因足少阳之逆，并宜柴胡。

黄　芩

味苦，气寒，入足少阳胆、足厥阴肝经。清相火而断下利，泻甲木而止上呕，除少阳之痞热，退厥阴之郁蒸。

《伤寒》黄芩汤，黄芩三两，芍药二两，甘草一两，大枣十二枚，若呕者，加半夏半升，生姜三两。治太阳少阳合病，自下利者。以太阳而传少阳，少阳经气内遏，必侵克戊土，而为呕利。逆而不降，则壅逼上脘而为呕，降而不舒，则郁迫下脘而为利。利泄胃阳，则入太阴之脏，利亡脾阴，则传阳明之腑。少阳以甲木而化相火，易传阳明而为热。甘草、大枣，补其脾精，黄芩、芍药，泻其相火也。

《外台》黄芩汤，黄芩三两，半夏半升，人参三两，大枣十二枚，干姜二两，桂枝一两。治干呕下利者。以中气虚寒，脾陷而贼于乙木，则为下利，胃逆而贼于甲木，则为干呕。人参、大枣，补中培土，干姜、桂枝，温升肝脾而止下利，黄芩、半夏，清降胆胃而止干呕也。

《伤寒》小柴胡汤方在柴胡。用之治往来寒热，胸胁硬满。大柴胡汤方在柴胡。用之治发热汗出，心下痞硬。半夏泻心汤方在半夏。用之治呕而发热，心中痞满。生姜泻心汤方在生姜。用之治干呕食臭，心下痞硬。甘草泻心汤方在甘

① 萧散　消散也。

草。用之治水谷不化，心下痞硬。附子泻心汤方在附子。用之治恶寒汗出，心下痞濡。大黄黄连泻心汤方在大黄。用之治关上脉浮，心下痞濡。以少阳之经，自头走足，下胸贯膈，由心下而行两胁。经气郁遏，内攻戊土，胃气被贼，胀满不运，外逼少阳之经，结塞不开，是以心胁痞满。结微则濡，结甚则硬。少阳经郁，相火升炎，黄芩清少阳之相火，以泻痞郁之热也。葛根黄芩黄连汤方在葛根。用之治喘而汗出者。泽漆汤方在泽漆。用之治咳而脉浮者，清相火之刑辛金也。干姜芩连人参汤方在干姜。用之治食入即吐者，清甲木之克戊土也。《金匮》鳖甲煎丸方在鳖甲。用之治疟病结为癥瘕，清少阳之郁火也。大黄䗪虫丸方在大黄。用之治虚劳内有干血，清厥阴之燥热也。当归散方在当归。用之治妊妇诸病，清风木之郁蒸也。黄土汤方在黄土。用之治便后下血，清风木之疏泄也。

甲木清降，则下根癸水而上不热，乙木温升，则上生丁火而下不热。足厥阴病则乙木郁陷而生下热，足少阳病则甲木郁升而生上热，以甲木原化气于相火，乙木亦含孕乎君火也。黄芩苦寒，并入甲乙，泻相火而清风木，肝胆郁热之证，非此不能除也。然甚能寒中，厥阴伤寒，脉迟，而反与黄芩汤彻其热，脉迟为寒，今与黄芩汤复除其热，腹中应冷，当不能食，今反能食，此名除中，必死。小柴胡汤，腹中痛者，去黄芩，加芍药，心下悸，小便不利者，去黄芩，加茯苓。凡脉迟，腹痛，心下悸，小便少者，忌之。

清上用枯者，清下用实者。内行醋炒，外行酒炒。

黄　柏

味苦，气寒，入足厥阴肝、足太阴脾经。泻己土之湿热，清乙木之郁蒸，调热利下重，理黄疸腹满。

《伤寒》乌梅丸方在乌梅。用之治厥阴伤寒，气上撞心，心中疼热，食即吐蛔。以木郁则虫化，郁冲而生上热，黄柏泻郁升之上热而杀蛔虫也。

白头翁汤方在白头翁。用之治厥阴病，热利下重者。以木郁则利作，郁陷而生下热，黄柏泻郁陷之下热而举重坠也。

《金匮》栀子柏皮汤方在栀子。用之治太阴病，身黄发热者。大黄硝石汤方在大黄。用之治黄疸腹满，小便不利者。以乙木湿陷，不能疏泄，郁生下热，传于膀胱，水窍不开，溢于经络，则身黄腹满而发热，黄柏泻湿热而清膀胱也。

阳衰土湿，乙木不达，抑遏而生湿热。冲于胃口，则心中疼热，陷于大肠，则热利下重，郁于膀胱，淫于肌肤，则腹满身黄。黄柏苦寒迅利，疏肝脾而泻湿热，清膀胱而排瘀浊，殊有捷效，最泻肝肾脾胃之阳。后世庸工，以此为滋阴补水之剂，著书立说，传流不息，误人多矣。

黄柏清脏腑之湿热，柏皮清经络之湿热，故发热身黄用柏皮。

白　头　翁

味苦，性寒，入足少阳胆、足厥阴肝经。清下热而止利，解郁蒸而凉血。

《伤寒》白头翁汤，白头翁三两，黄连三两，黄柏三两，秦皮三两。治厥阴病，热利下重，欲饮水者。以己土湿陷，木郁而生下热，不能疏泄水道，则为下利。缘风木之性，愈郁则愈泄，水道不开，谷道必不能闭也。足厥阴风木，手少阳相火，俱陷于大肠，故魄门郁热而重坠。手少阳下陷，则足少阳上逆，君相合气，升炎于上，故渴欲饮水。白头翁清少阳之相火，黄连清少阴之君火，黄柏、秦皮，泻厥阴之湿热也。

白头翁苦寒之性，并入肝胆，泻相火而清风木，是以善治热利。其诸主治，消瘿瘤，平瘰疬，治秃疮，化癥块，清咽肿，断鼻衄，收血利，止腹痛，医外痔，疗偏坠。

秦　皮

味苦，性寒，入足厥阴肝经。清厥阴之郁热，止风木之疏泄。

《伤寒》白头翁汤方在白头翁。用之治热利下重者，以其清热而止利也。

秦皮苦寒酸涩，专入厥阴，清郁蒸而收陷泄。其诸主治，通经脉，开痹塞，洗目赤，收眼泪，去瘴翳，除惊痫，收崩带，止泄痢。

白　蔹

味苦，微寒，入足少阳胆、足厥阴肝经。清少阳上逆之火，泻厥阴下郁之热。

《金匮》薯蓣丸方在薯蓣。用之治虚劳，风气百疾，以其泻肝胆之郁热也。

白蔹苦寒疏利，入肝胆之经，散结滞而清郁热。其诸主治，消瘰疬，平痔瘘，清赤目，止血痢，除酒齇，灭粉刺，理痈肿，收带浊，解女子阴中肿痛。

豆黄卷

味甘，气平。利水泻湿，达木舒筋①。

《金匮》薯蓣丸方在薯蓣。用之，以其泻湿而疏木也。

大豆黄卷专泻水湿，善达木郁，通腠理而逐湿痹，行经脉而破血癥，疗水郁腹胀之病，治筋挛膝痛之疾。黑大豆长于利水而行血，及其芽生而为黄卷，更能破瘀而舒筋，以其发舒通达，秉之天性也。黑豆芽生五寸，干之为黄卷。

苦 参

味苦，性寒，入足厥阴肝、足太阳膀胱经。清乙木而杀虫，利壬水而泻热。

《金匮》苦参汤，苦参一斤，煎汤熏洗。治狐惑蚀于下部者。以肝主筋，前阴者，宗筋之聚，土湿木陷，郁而为热，化生虫䘌，蚀于前阴。苦参清热而去湿，疗疮而杀虫也。

当归贝母苦参丸方在当归。用之治妊娠小便难，以土湿木陷，郁而生热，不能泄水，热传膀胱，以致便难。苦参清湿热而通淋涩也。

苦参苦寒之性，清乙木之瘀热而杀虫䘌，泻壬水之热涩而开癃闭。其诸主治，疗鼻齆②，止牙痛，消痈肿，除疥

---

① 利水泻湿，达木舒筋　诸本均同，据前后文例，其上脱归经。据其功能治证，其归经当为"足太阳脾、足厥阴肝、足少阴肾经"。

② 齆（wèng 瓮）　鼻病也。

癞，平瘰疬，调痔瘘，治黄疸、红痢、齿衄、便血。

生梓白皮

味苦，性寒，入足少阳胆、足阳明胃经。泻戊土之湿热，清甲木之郁火。

《伤寒》麻黄连翘赤小豆汤_{方在连翘}。用之治太阴病，瘀热在里，而发黄者，以其清胃胆上逆之瘀热也。

太阴土湿，胃气逆行，胀满不运，壅碍甲木下行之路。甲木内侵，束逼戊土，相火郁遏，湿化为热，则发黄色，以木主五色，入土化黄故也。梓白皮苦寒清利，入胆胃而泻湿热，湿热消则黄自退。胆胃上逆，浊气熏冲，则生恶心呕哕之证。湿热郁遏，不得汗泄，则生疥痤癣痹之病。其诸主治，清烦热，止呕吐，洗癣疥，除瘙痒。

甘李根白皮

味涩，性寒，入足厥阴肝经。下肝气之奔冲，清风木之郁热。

《金匮》奔豚汤，甘草二两，半夏四两，生姜四两，生葛五两，黄芩三两，川芎二两，当归二两，芍药二两，甘李根白皮一斤。治奔豚气上冲胸腹痛，往来寒热。以阳亡脾败，陷遏乙木，木气郁发，冲于脐腹胸膈，则生疼痛，而兼寒热。缘乙木上冲，胃胆俱逆，少阳郁迫，内与阴争，胜负迭见，故寒热往来。厥阴风木之气，风动血耗，温郁为热。甘草补土缓中，生姜、半夏，降甲戊之上逆，黄芩、生葛，清胆胃之郁热，川芎、芍药，疏木而润风燥，甘李根白皮清肝而下冲气也。

甘李根白皮甘寒敛涩，善下厥阴冲气，故治奔豚。其诸主治，止消渴，除烦逆，断痢疾，收带下。

狼 牙

味苦，性寒，入足厥阴肝经。清乙木之郁热，疗女子之阴疮。

《金匮》狼牙汤，狼牙三两，水四升，煮半升，以绵缠箸如茧，浸汤沥阴，日四。治妇人少阴脉滑而数，阴中生疮，蚀烂者。尺中候肾，尺脉滑数，是木郁于水而生下热，法当阴里生疮。温热蒸腐，故剥蚀而坏烂。狼牙清郁热而达乙木，止蚀烂而消痛痒也。

狼牙草苦寒清利，专洗一切恶疮。其诸主治，止便血，住下痢，疗疮疡蚀烂，治疥癣瘑痒，女子阴痒，理虫疮发痒，杀寸白诸虫。

猪 胆 汁

味苦，性寒，入足少阳胆经。清相火而止干呕，润大肠而通结燥。

《伤寒》白通加猪胆汁汤，葱白四茎，干姜一两，生附子一枚，人尿五合，猪胆汁一合。治少阴病，下利，厥逆无脉，干呕心烦者。以水寒土败，君相皆飞，甲木克胃，故生干呕，丁火失根，故觉心烦。猪胆汁清相火而止呕，人尿清君火而除烦也。

通脉四逆加猪胆汁汤，甘草三两，干姜三两，大附子一枚，猪胆汁半合。治霍乱吐下既止，汗出而厥，四肢拘急，脉微欲绝者。以相火逆升，汗孔疏泄，猪胆汁清相火而止汗也。

猪胆汁方，大猪胆①一枚，泻汁，和醋少许，灌谷道中。食顷，当大便出。治阳明病，自汗出，小便利，津液内竭，大便硬者。以汗出水利，津亡便硬，证非胃实，不可攻下，猪胆汁合醋，清大肠而润燥也。

猪胆汁苦寒滋润，泻相火而润燥金，胆热肠燥者宜之。

乌 梅

味酸，性涩，入足厥阴肝经。下冲气而止呕，敛风木而杀蛔。

《伤寒》乌梅丸，乌梅三百个，干姜十两，细辛六两，人参六两，桂枝六两，当归四两，川椒四两，附子六两，黄连一斤，黄柏六两。治厥阴病，气上冲心，心中疼热，消渴，食即烦生，而吐蛔者。以水寒土湿，木气郁遏，则生蛔虫。木郁风动，肺津伤耗，则病消渴。木郁为热，冲击心君，则生疼热。脏腑下寒，蛔移膈上，则生烦呕。呕而气逆，冲动蛔虫②，则病吐蛔。乌梅、姜、辛，杀蛔止呕而降冲气，人参、桂、归，补中疏木而润风燥，椒、附，暖水而温下寒，连、柏泻火而清上热也。

乌梅酸涩收敛，泻风木而降冲击，止呕吐而杀蛔虫，善医蛔厥之证。其诸主治，止咳嗽，住泄利，消肿痛，涌痰涎，泻烦满，润燥渴，散乳痈，通喉痹，点黑痣，蚀瘀肉，收便尿下血，止刀箭流血，松霍乱转筋，开痰厥牙闭。

---

① 大猪胆　其下原衍"汁"字，诸本均同，据下文"泻汁"、《伤寒悬解·卷六》、《伤寒论·辨阳明病脉证并治》删。

② 蛔虫　原作"虫蛔"，据闽本、蜀本、集成本、石印本乙改。

醋浸一宿，去核，米蒸。

枣 仁

味甘、酸，入手少阴心、足少阳胆经。宁心胆而除烦，敛神魂而就寐。

《金匮》酸枣仁汤，酸枣仁二升，甘草一两，茯苓二两，川芎二两，知母二两。治虚劳虚烦不得眠。以土湿胃逆，君相郁升，神魂失藏，故虚烦不得眠睡。甘草、茯苓，培土而泻湿，川芎、知母，疏木而清热，酸枣敛神魂而安浮动也。

枣仁酸收之性，敛摄神魂，善安眠睡。而收令太过，颇滞中气，脾胃不旺，饮食难消者，当与建中燥土、疏木达郁之品并用，不然则土木皆郁，腹胀吞酸之病作矣。其诸主治，收盗汗，止梦惊。生用泻胆热多眠，熟用补胆虚不寐。

山茱萸

味酸，性涩，入足厥阴肝经。温乙木而止疏泄，敛精液而缩小便。

《金匮》八味丸方在地黄。用之治男子消渴，小便反多，以其敛精液而止疏泄也。

水主藏，木主泄，消渴之证，木能疏泄而水不能蛰藏，精尿俱下，阳根失敛，久而阳根败竭，则人死矣。山茱萸酸涩敛固，助壬癸蛰藏之令，收摄精液，以秘阳根，八味中之要药也。八味之利水，则桂枝、苓、泽之力，非山茱萸所司也。

去核，酒蒸。

艾 叶

味苦、辛，气温，入足厥阴肝经。燥湿除寒，温经止血。

《金匮》柏叶汤方在柏叶。用之治吐血不止，胶艾汤方在阿胶。用之治胞阻漏血，以其温经而止血也。

血生于肝，敛于肺，升于脾，降于胃，行于经络，而统于中气。中气旺则肝脾左升而不下泄，肺胃右降而不上溢。中气虚败，肺胃逆升，则上流于鼻口，肝脾下陷，则下脱于便溺。盖血以阴质而含阳气，其性温暖而孕君火，温则流行而条畅，寒则凝瘀而梗涩。瘀而不行，则为癥瘕，瘀而未结，则经脉莫容，势必外脱。肺胃之阳虚，则逆流而不降，肝脾之阳虚，则陷泄而不升。肺胃之逆，非无上热，肝脾之陷，非无下热，而究其根原，全缘于中下之湿寒。

艾叶和煦通畅，逐湿除寒，暖补血海，而调经络。瘀涩既开，循环如旧，是以善于止血，而治疮疡。其诸主治，止吐衄便尿、胎产崩带、淋沥痔瘘、刀箭跌损诸血，治发背、痈疽、疔毒、疳疮、臁疮、风癞、疥癣诸疮，除咽喉、牙齿、眼目、心腹诸痛，灭奸黯①，落赘疣，调胎孕，扫虫蜃。

灶 中 黄 土

味辛，入足太阴脾、足厥阴肝经。燥湿达木，补中摄血。

---

① 奸（gǎn 杆）黯（zèng 赠）　面黑气也。

《金匮》黄土汤，灶中黄土半斤，甘草二两，白术三两，黄芩三两，阿胶三两，地黄三两，附子三两。治先便后血。以水寒土湿，乙木郁陷而生风，疏泄不藏，以致便血。其下在大便之后者，是缘中脘之失统，其来远也。黄土、术、甘，补中燥湿而止血，胶、地、黄芩，滋木清风而泻热，附子暖水驱寒而生肝木也。

下血之证，固缘风木之陷泄，而木陷之根，全因脾胃之湿寒。后世医书，以为肠风。风则有之，而过不在肠。至于脾胃湿寒之故，则绝无知者。愈用清风润燥之剂，而寒湿愈增，则注泄愈甚。以至水泛火熄，土败人亡，而终不悟焉，此其所以为庸工也。

灶中黄土，以湿土而得火化，最能燥湿而敛血。合术、甘以燥土，附子以暖水，胶、地以清风，黄芩以泻热，下血之法备矣。盖水寒则土湿，土湿则木郁，木郁则风生，风生则血泄。水暖而土燥，土燥而木达，木达而风静，风静而血藏，此必然之理也。

足太阴以湿土主令，辛金从令①化气而为湿，手阳明以燥金主令，戊土从令②化气而为燥，失血之证，阳明之燥衰，太阴之湿旺也。

柏叶燥手太阴、足阳明之湿，故止吐血，燥则气降而血敛。黄土燥手阳明、足太阴之湿，故止下血，燥则气升

而血收也。其诸主治，止吐衄、崩带、便尿诸血，傅发背、痈疽、棍杖诸疮。

新 绛

味平，入足厥阴肝经。行经脉而通瘀涩，敛血海而止崩漏。

《金匮》旋覆花汤_{方在旋覆花}。用之治妇女半产漏下，以其敛血而止漏泄也。

新绛利水渗湿，湿去则木达而血升，故能止崩漏。其诸主治，止崩漏、吐衄、泄痢诸血，_{诸血证皆缘土湿，以中气湿郁，故上溢而下泄也}。除男子消渴，_{消渴，厥阴风木之病，亦缘太阴土湿}。通产后淋沥。

止血，烧灰存性，研用。消渴、淋沥，煮汤，温服。

马 通

味辛，性温，入足厥阴肝经。最能敛气，长于止血。

《金匮》柏叶汤_{方在柏叶}。用之治吐血不止，以其敛气而收血也。

白马通性善摄血，其诸主治，专止吐衄崩漏诸血。

王 不 留 行

味苦，入足厥阴肝经。疗金疮而止血，通经脉而行瘀。

《金匮》王不留行散，王不留行十分，蒴藋细叶十分，桑东南根白皮十分，甘草十八分①，厚朴二分②，川椒三分，干姜二分，

---

① 十八分　原作"一分"，诸本均同，据《金匮悬解·卷十九》、《金匮要略·疮痈肠痈浸淫病脉证并治第十八》改。

② 二分　原作"十分"，诸本均同，据《金匮悬解·卷十九》、《金匮要略·疮痈肠痈浸淫病脉证并治第十八》改。

黄芩二分，芍药二分。治病金疮。以金疮失血，温气外亡，乙木枯槁，风燥必动。甘草培其中气，厚朴降其浊阴，椒、姜，补温气而暖血，芩、芍，清乙木而息风，蒴藋化凝而行瘀，桑根、王不留行，通经而止血也。

王不留行通利经脉，善治金疮而止血。其诸主治，止鼻血，下乳汁，利小便，出诸刺，消发背痈疽。

八月八日采苗，阴干百日用。

桂 枝

味甘、辛，气香，性温，入足厥阴肝、足太阳膀胱经。入肝家而行血分，走经络而达营郁，善解风邪，最调木气，升清阳脱陷，降浊阴冲逆，舒筋脉之急挛，利关节之壅阻，入肝胆而散遏抑，极止痛楚，通经络而开痹涩，甚去湿寒，能止奔豚，更安惊悸。

《伤寒》桂枝汤，桂枝三两①，芍药三两，甘草二两，大枣十二枚，生姜三两。治太阳中风，头痛发热，汗出恶风。以营性发扬，卫性敛闭，风伤卫气，泄其皮毛，是以汗出。风愈泄而卫愈敛，郁遏营血，不得外达，是以发热。甘草、大枣，补脾精以滋肝血，生姜调脏腑而宣经络②，芍药清营中之热，桂枝达营气之郁也。

桂枝人参汤，桂枝四两，人参、白术、炙甘草、干姜各三两。治太阳伤寒，表证未解，而数下之，利下不止，心下痞硬。

---

① 三两 原作"二两"，据集成本、石印本、《伤寒悬解·卷三》、《伤寒论·辨太阳病脉证并治上》改。
② 生姜调脏腑而宣经络 原脱，诸本均同，据《伤寒悬解·卷三》释文补。

以误下伤其中气，己土陷下而为泄，戊土逆上而为痞，而表证犹存。人参汤理中气之纷乱，桂枝解表邪之怫郁也。

桂枝甘草汤，桂枝四两，甘草二两。治太阳伤寒，发汗过多，叉手自冒其心，心下悸动，欲得手按者。以阳亡土败，木气郁勃，欲得手按，以定撼摇，甘草、桂枝，培土以达木也。

桂枝加桂汤，桂枝五两，芍药三两，甘草二两，大枣十二枚，生姜三两。治太阳伤寒，烧针发汗，针处被寒，核起而赤，必发奔豚，气从小腹上冲心胸者。以汗后阳虚脾陷，木气不达，一被外寒，闭其针孔，木气郁动，必发奔豚。若气从小腹上冲心胸，便是奔豚发矣。先灸其针孔，以散其外寒，乃以桂枝加桂，疏乙木而降奔冲也。

凡气冲心悸之证，皆缘水旺土虚，风木郁动之故。苓桂术甘汤，方在茯苓。治太阳伤寒，吐下之后，心下逆满，气上冲胸，又发汗动经，身为振振摇者。《金匮》桂苓[1]五味甘草汤，桂枝四两，茯苓四两，五味子半升，甘草三两。治痰饮咳逆，服小青龙汤后方在麻黄。饮去咳止，气从少腹上冲胸咽者。与桂苓五味甘草，治其冲气。防己黄芪汤，方在防己。治风湿脉浮身重，气上冲者加桂枝三分。伤寒太阳病下后，其气上冲者，与桂枝加桂汤。茯苓桂枝甘草大枣汤[2]，方在茯苓。治太阳伤寒汗后，脐下悸动，欲作奔豚者。《伤寒》

长沙药解

卷二

<hr />

① 苓　原作"枝"据集成本、石印本、《金匮悬解·卷十四》、《金匮要略·痰饮咳嗽病脉证并治第十二》改。

② 茯苓桂枝甘草大枣汤　原作"苓桂甘草汤"，诸本均同，据《伤寒悬解·卷四》、《伤寒论·辨太阳病脉证并治中》改。

理中丸①，*方在人参*。治霍乱吐利，若脐上筑者，肾气动也，去术，加桂四两。《伤寒》四逆散，*方在甘草*。治少阴病，四逆，悸者，加桂五分。以足之三阴，自足走胸，乙木生于癸水而长于己土，水寒土湿，脾气郁陷，乙木抑遏，经气不畅，是以动摇。其始心下振悸，枝叶之不宁也，及其根本摇撼，脐下悸作，则木气奔突，势如惊豚，直冲于胸膈咽喉之间。桂枝疏肝脾之郁抑，使其经气畅达，则悸安而冲退矣。

乌梅丸，*方在乌梅*。治厥阴病，气上冲心，心中疼热，食则吐蛔。以木郁则虫化，木②气勃升，故冲击而作痛。桂枝疏木达郁，下冲气而止心痛也。

《金匮》桂姜枳实汤，*桂枝三两，生姜三两，枳实五两*。治心中悬疼，气逆痞塞。以胆胃不降，心下痞塞，碍乙木上行之路，冲击而生疼痛。枳、姜降浊而泻痞，桂枝通经而达木也。

《外台》柴胡桂枝汤，*柴胡四两，黄芩二两半，半夏二合半，甘草一两，芍药两半，大枣六枚，生姜、桂枝各一两半，人参一两半③*。治心腹卒痛。以甲木郁则上克戊土，而为心疼，乙木郁则下克己土，而为腹疼。小柴胡补土而疏甲木，芍药、桂枝，清风而疏乙木也。*此本太阳少阳合病之方。少阳伤*

---

① 《伤寒》理中丸　原作"《金匮》理中丸"，诸本均同，"理中丸"，《金匮悬解》、《金匮要略》均不载，载于《伤寒悬解·卷十三》、《伤寒论·辨霍乱病脉证并治》，据改。

② 木　原作"怒"，诸本均同，音近之误，据上下文义改。

③ 人参一两半　原脱，诸本均同，据下文"小柴胡"、《金匮悬解·卷十七》、《金匮要略·腹满寒疝宿食病脉证治第十》补。

寒，肢节烦疼，微呕，心下支结，是少阳之经证也，而外见发热恶寒，是太阳之经证也。故以柴胡而加桂枝，双解太少之经。然心腹疼痛之理，亦不外是也。

《金匮》桂甘①姜枣麻附细辛汤，桂枝三两，甘草二两，生姜三两②，大枣十二枚，麻黄二两，附子一枚，细辛三两。治气分，心下坚，大如盘，边如旋杯。气分，清阳之位，而浊气痞塞，心下坚，大如盘，边如旋杯，此下焦阴邪逆填于阳位也。阴邪上逆，原于水旺而土虚，甘、枣补其土虚，附子温其水寒，姜、桂、细辛，降其浊阴，麻黄泻其滞气也。

桂枝茯苓丸，桂枝、芍药、丹皮、桃仁、茯苓等分。治妊娠，宿有癥病，胎动漏血。以土虚湿旺，中气不健，胎妊渐长，与癥病相碍，中焦胀满，脾无旋运之路，陷遏乙木，郁而生风，疏泄失藏，以至血漏。木气郁冲，以致胎摇。茯苓泻湿，丹皮、桃仁，破癥而消瘀，芍药、桂枝，清风而疏木也。

桂枝芍药知母汤，桂枝、白术、知母、防风各四两，芍药三两，生姜五两，麻黄、甘草、附子各二两。治肢节疼痛，脚肿，身羸，头眩，欲吐。以四肢禀气于脾胃，中脘阳虚，四肢失养，湿伤关节，而生肿痛。浊阴阻格，阳不下济，郁升而生眩晕，逆行而作呕吐。术、甘，培土以障阴邪，附子温下而驱湿寒，知母清上而宁神气，桂、芍、姜、麻，通

---

① 甘　原作"枝"，据集成本、《金匮悬解·卷十》、《金匮要略·水气病脉证并治第十四》改。

② 生姜三两　原脱，据闽本、蜀本、集成本补。

经而开痹塞也。

八味肾气丸，**方在地黄**。治妇人转胞，不得小便。男子虚劳腰痛，少腹拘急，小便不利。男子消渴，小便反多。以木主疏泄，职司水道，水寒土湿，木气抑郁，疏泄不遂，而愈欲疏泄。泄而弗畅，则小便不利，泄而失约，则小便反多，桂枝疏木以行疏泄也。其短气有微饮者，宜从小便去之，苓桂术甘汤主之，肾气丸亦主之，桂枝善行小便，是以并泻水饮也。

桂枝附子汤，**方在附子**。治风湿相抟，骨节疼痛，小便不利，大便坚，小便利者，去桂，加术。便利而去桂者，木达而疏泄之令行也。

桂枝辛温发散，入肝脾而行营血。风伤卫气，卫闭而遏营血，桂枝通达经络，泻营郁而发皮毛，故善表风邪。

肝应春，而主生，而人之生气充足者，十不得一。即其有之，亦壮盛而不病，病者，皆生气之不足者也。盖木生于水而长于土，水温土燥，阳气升达，而后生气畅茂。水寒土湿，生气失政，于是滞塞而克己土，以其生意不遂，故抑郁而作贼也。肝病则燥涩堙瘀，经脉亦病。木中孕火，其气本温，温气存则菀遏而生风热，温气少则风热不作，纯是湿寒。其湿寒者，生气之衰，其风热者，亦非生气之旺。此肝病之大凡也。

桂枝温散发舒，性与肝合，得之脏气条达，经血流畅，是以善达肝①郁。经脏荣舒，而条风扇布，土气松和，土木

---

　　① 肝　原作"脾"，诸本均同，据桂枝功用、上下文义改。

双调矣。土治于中，则枢轴旋转，而木气荣和，是以既能降逆，亦可升陷，善安惊悸，又止奔豚。至于调经开闭、疏木止痛、通关逐痹、活络舒筋，噎塞痞痛之类，遗浊淋涩之伦，泄秽、吞酸、便血之属，胎坠、脱肛、崩中、带下之条，皆其所优为之能事也。大抵杂证百出，非缘肺胃之逆，则因肝脾之陷，桂枝既宜于逆，又宜于陷，左之右之，无不宜之，良功莫悉，殊效难详。凡润肝养血之药，一得桂枝，化阴滞而为阳和，滋培生气，畅遂荣华，非群药所能及也。

去皮用。

羊 肉

味苦，《素问》：羊肉、杏①、薤皆苦。气膻，入足太阴脾、足厥阴肝经。温肝脾而扶阳，止疼痛而缓急。

《金匮》当归生姜羊肉汤方在当归。用之治寒疝腹痛者。以水寒木枯，温气颓败，阴邪凝结，则为痕疝，枯木郁冲，则为腹痛，羊肉暖补肝脾之温气，以消凝郁也。治胁痛里急者，以厥阴之经，自少腹而走两胁，肝脾阳虚，乙木不达，郁迫而生痛急，羊肉温补肝脾之阳气，以缓迫切也。治产后腹中疼痛者，产后血亡，温气脱泄，乙木枯槁，郁克己土，故腹中疼痛，羊肉补厥阴之温气，以达枯木也。治虚劳不足者，以虚劳不足，无不由脾肝之阳虚，羊肉补肝脾之阳气，以助生机也。

---

① 杏 原作"香"，诸本均同，形近之误，据《素问·脏气法时论》改。

羊肉淳浓温厚，暖肝脾而助生长，缓迫急而止疼痛，大补温气之剂也。其诸主治，止带下，断崩中，疗反胃，治肠滑，暖脾胃，起劳伤，消脚气，生乳汁，补产后诸虚。

黄　酒

味苦、辛，性温，入足厥阴肝、足少阳胆经。行经络而通痹塞，温血脉而散凝瘀，善解凝郁，最益肝胆。

《金匮》鳖甲煎丸，方在鳖甲。治久疟结为癥瘕。红蓝花酒，方在红蓝花①。治妇人诸风，腹中血气刺痛，并用之，以其通经而行血也。《伤寒》炙甘草汤、方在甘草。当归四逆加吴茱萸生姜汤、方在茱萸。《金匮》肾气丸、方在地黄。赤丸、方在朱砂②。薯蓣丸、方在薯蓣。大黄䗪虫丸、方在大黄。小建中汤③、方在胶饴。当归芍药散、方在当归。白术散、方在白术。下瘀血汤、方在大黄。土瓜根散方在土瓜根。诸方皆用之，取其温行药力，引达经络也。

黄酒辛温升发，温血脉而消寒涩，阳虚火败，营卫冷滞者宜之，尤宜女子，故胎产诸方，多用黄酒。

苦　酒

味酸、苦，性涩，入足厥阴肝经。理咽喉而消肿痛，泻风木而破凝郁。

《伤寒》苦酒汤，鸡子一枚（去黄），半夏十四枚（苦酒

---

① 红蓝花　原作"红花"，诸本均同，据本卷红蓝花释文、《金匮悬解·卷二十二》、《金匮要略·妇人杂病脉证并治第二十二》改。

② 朱砂　原作"乌头"，诸本均同，据本书此方出处改。

③ 小建中汤　原作"胶饴汤"，诸本均同，据本书卷一胶饴释文、《金匮悬解·卷七》、《金匮要略·血痹虚劳病脉证并治第六》改。

浸）。内鸡子壳中，火上三沸，去滓，少少含咽之。不差，更作。治少阴病，咽中生疮，声不出者。以少阴之经，癸水与丁火同宫，彼此交济，病则水下流而生寒，火上炎而生热。手少阴之经挟咽，是以生疮。金被火刑，故声不出。苦酒破瘀而消肿，半夏降逆而驱浊，鸡子白清肺而发声也。

猪胆汁方<small>方在猪胆</small>。用之治津亡便硬，以其敛津液而润燥也。乌梅丸方<small>方在乌梅</small>。用之治消渴吐蛔，以其敛风木而泻肝也。《金匮》芪芍桂酒汤<small>方在黄芪</small>。用之治黄汗身肿，以其行营瘀而泻热也。

苦酒酸苦收涩①，善泻乙木而敛风燥，破瘀结而消肿痛。其诸主治，破瘀血，化癥瘕，除痰涎，消痈肿，止心痛，平口疮，傅舌肿，涂鼻衄。

川 芎

味辛，微温，入足厥阴肝经。行经脉之闭涩，达风木之抑郁，止痛切而断泄利，散滞气而破瘀血。

《金匮》白术散<small>方在白术</small>。用之养妊娠胎气，心中痛者，倍加川芎。当归芍药散<small>方在当归</small>。用之治妊娠腹中疼痛。胶艾汤<small>方在阿胶</small>。用之治妊娠胞阻，漏血腹痛。奔豚汤<small>方在甘李根白皮</small>。用之治奔豚，气冲腹痛。以风木郁冲，则气阻而痛作，川芎疏木而达郁，散滞气而止疼痛也。

温经汤<small>方在枣仁</small>。用之治妇人带下，瘀血在腹，腹满里急，下利不止。以其风木郁陷，则血瘀而利生。川芎疏木达郁，破瘀血而止泄利也。

---

① 涩 原作"湿"，诸本均同，据上文"苦酒性涩"改。

酸枣仁汤方在枣仁。用之治虚劳虚烦不眠，薯蓣丸方在薯蓣。用之治虚劳，风气百病，当归散方在当归。用之治妇人妊娠诸病，皆以其疏木而达郁也。

川芎辛烈升发，善达肝郁，行结滞而破瘀涩，止疼痛而收疏泄，肝气郁陷者宜之。其诸主治，痈疽发背、瘰疬瘿瘤、痔瘘疥疠诸疮皆医，口鼻、牙齿、便溺诸血皆止。

牡 丹 皮

味苦、辛，微寒，入足厥阴肝经。达木郁而清风，行瘀血而泻热，排痈疽之脓血，化脏腑之癥瘕。

《金匮》肾气丸方在地黄。用之治消渴，小便反多。以肝木藏血而性疏泄，木郁血凝，不能疏泄水道，风生而燥盛，故上为消渴而下为淋涩。及其积郁怒发，一泄而不藏，则膀胱失约而小便不禁。丹皮行血清风，调通塞之宜也。

鳖甲煎丸方在鳖甲。用之治久疟而为癥瘕。桂枝茯苓丸方在桂枝。用之治妊娠宿有癥病。温经汤方在茱萸。用之治带下，瘀血在腹。大黄牡丹皮汤方在大黄。用之治肠痈脓成，其脉洪数，以其消癥瘀而排脓血也。

牡丹皮辛凉疏利，善化凝血而破宿癥，泻郁热而清风燥。缘血统于肝，肝木遏陷，血脉不行，以致瘀涩而生风热。血行瘀散，则木达风清，肝热自退也。其诸主治，通经脉，下胞胎，清血热，凉骨蒸，止吐衄，断淋沥，安仆损，续折伤，除癞风，消偏坠。

桃 仁

味甘、苦、辛，入足厥阴肝经。通经而行瘀涩，破血而化癥瘕。

《伤寒》桃核承气汤，桃仁五十枚，甘草、桂枝、芒硝各一两，大黄四两。治太阳伤寒，热结膀胱，其人如狂，外证已解，但小腹急结者。太阳为膀胱之经，膀胱为太阳之腑，太阳表证不解，经热内传，结于膀胱之腑，血室瘀蒸，其人如狂，是宜攻下。若外证未解，不可遽下，俟其表热汗散，但只小腹急结者，乃用下法。甘草补其中气，桂枝、桃仁，行经脉而破凝瘀，芒硝、大黄，泻郁热而下积血也。

抵当汤方在大黄。用之治血结膀胱，少腹硬满。《金匮》鳖甲煎丸方在鳖甲。用之治久疟不愈，结为癥瘕。大黄䗪虫丸方在大黄。用之治虚劳腹满，内有干血。桂枝茯苓丸方在桂枝。用之治宿有癥病，胎动下血。下瘀血汤方在大黄。用之治产后[1]腹痛，中有瘀血。大黄牡丹皮汤方在大黄。用之治肠痈脓成，其脉洪数，以其破癥瘕而行脓血也。

桃仁辛苦滑利，通经行血，善润结燥而破癥瘕。其诸主治，止咳逆，平喘息，断崩漏，杀虫䘌，疗心痛，医腹痛，通经闭，润便燥，消心下坚积，止阴中肿痒，缩小儿癫疝，扫男子牙血。

泡，去皮尖。

土 瓜 根

味苦，微寒，入足厥阴肝经。调经脉而破瘀涩，润肠燥而清阴癫。

《金匮》土瓜根散，土瓜根、䗪虫、桂枝、芍药等分。为散，

---

① 后　原作"妇"，诸本均同，音近之误，据此方治证、上下文例改。

酒服方寸匕，日进三服。治女子经水不利，一月再见，少腹满痛者。以肝主藏血而性疏泄，木郁不能疏泄，血脉凝涩，故经水不利。木郁风动而愈欲疏泄，故一月再见。风木遏陷，郁塞冲突，故少腹满痛。从此郁盛而不泄，则病经闭，泄多而失藏，则病血崩。桂枝、芍药，疏木而清风，土瓜根、䗪虫，破瘀而行血也。又治阴门癞肿者，以其行血而达木也。肝气郁陷，则病癞肿。又导大便结硬者，以其泻热而润燥也。阳明伤寒，自汗出，小便利，津液内竭，而便硬者，当须自欲大便，蜜煎导而通之，土瓜根、猪胆汁皆可为导。《肘后方》：土瓜根汁，入少水，内筒，吹入肛门内，取通。

土瓜根苦寒滑利，善行经脉，破瘀行血，化癖消癥。其诸主治，通经闭，下乳汁，消瘰疬，散痈肿，排脓血，利小便，滑大肠，疗黄疸，坠胎孕。

葫藘

味酸，微凉，入足厥阴肝经。行血通经，消瘀化凝。

《金匮》王不留行散方在王不留行。用之治病金疮，以其行血而消瘀也。

葫藘辛凉清利，善行凝瘀，而通血脉。其诸主治，疗水肿，逐湿痹，下癥块，破瘀血，洗隐疹风瘙，傅脚膝肿痛。

七月七日采细叶，阴干百日用。

干 漆

味辛，入足厥阴肝经。专通经脉，善破瘕癥。

《金匮》大黄䗪虫丸方在大黄。用之治虚劳腹满，内有干血，以其化坚癥而破干血也。

干漆辛烈之性，善破瘀血，其力甚捷。而尤杀诸虫，肝气遏抑，血瘀虫化者宜之。

炒枯存性，研细。

红 蓝 花

味辛，入足厥阴肝经。专行血瘀，最止腹痛。

《金匮》红蓝花酒，红蓝花一两，酒一升。煎减半，分服。治妇人诸风，腹中血气刺痛。肝主藏血，木郁风动，肝血枯燥，郁克己土，则生疼痛。红蓝花行血而破瘀，黄酒温经而散滞也。

红蓝花活血行瘀，润燥止痛，最能疏木而清风。其诸主治，通经脉，消跗肿，下胎衣，开喉闭，苏血晕，吹聍耳。

败 酱

味苦，微寒，入足厥阴肝经。善破瘀血，最排痈脓。

《金匮》薏苡附子败酱散方在薏苡。用之治肠痈脉数，以其排积脓而行瘀血也。

败酱苦寒通利，善破瘀血而消痈肿，排脓秽而化癥瘕。其诸主治，止心痛，疗腹疼，住吐衄，破癥瘕，催生产，落胎孕，收带下，平疥癣，除翳膜，去胬肉。败酱即苦菜也。

鳖 甲

味咸，气腥，入足厥阴肝、足少阳胆经。破癥瘕而消凝瘀，调痈疽而排脓血。

《金匮》鳖甲煎丸，鳖甲十二分，柴胡六分，黄芩三分，人参一分，半夏一分，桂枝三分，芍药五分，阿胶三分，干姜三分，大黄三分，厚朴三分，葶苈一分，石韦三分，瞿麦二分，赤硝十二分，桃仁二分，丹皮五分，乌扇三分，紫葳三分，蜣螂六分，鼠妇三分，蜂窠四分，䗪虫五分。为末，煅，灶下灰一斗，清酒一斛五斗，浸灰，候酒尽一半，入鳖甲，煎化，取汁，入诸药中，煎为丸，梧桐子大，空心服七丸，日进三服。治病疟一月不差，结为癥瘕。以寒湿之邪，客于厥阴少阳之界，阴阳交争，寒热循环。本是小柴胡加桂姜证，久而不解，经气痞塞，结于胁下，而为癥瘕，名曰疟母。从此疟邪埋根，不可不急治之也。鳖甲行厥阴而消癥瘕，半夏降阳明而松痞结，柴胡、黄芩，清泻少阳之表热，人参、干姜，温补太阴之里寒，此小柴胡之法也。桂枝、胶、芍，疏肝而润风燥，此桂枝之法也。大黄、厚朴，泻胃而清郁烦，此承气之法也。葶苈、石韦、瞿麦、赤硝，利水而泻湿，丹皮、桃仁、乌扇、紫葳、蜣螂、鼠妇、蜂窠、䗪虫，破瘀而消癥也。

升麻鳖甲汤方在升麻。用之治阳毒、阴毒，以其排脓秽而行血瘀也。

鳖甲化瘀凝，消癥瘕，而排脓血，其诸主治，下奔豚，平肠痈，疗沙淋，治经漏，调腰痛，傅唇裂，收口疮不敛，消阴头肿痛。

醋炙焦，研细用。

紫 葳

味酸，微寒，入足厥阴肝经。专行瘀血，善消癥块。

《金匮》鳖甲煎丸方在鳖甲。用之治病疟日久，结为癥瘕，以其行瘀而化癖也。

紫葳酸寒通利，破瘀消癥，其诸主治，通经脉，止淋沥，除崩中，收带下，平酒齄，灭风刺，治癫风，疗阴疮。

紫葳即凌霄花。

䗪 虫

味咸，微寒，入足厥阴肝经。善化瘀血，最补损伤。

《金匮》鳖甲煎丸方在鳖甲。用之治病疟日久，结为癥瘕。大黄䗪虫丸方在大黄。用之治虚劳腹满，内有干血。下瘀血汤方在大黄。用之治产后腹痛，内有瘀血。土瓜根散方在土瓜根。用之治经水不利，少腹满痛，以其消癥而破瘀也。

䗪虫咸寒疏利，专破癥瘀，兼补伤损。其诸主治，疗折伤，续筋骨。

炒枯存性，研细用。

蛴 螂

味咸，微寒，入足厥阴肝经。善破癥瘕，能开燥结。

《金匮》鳖甲煎丸方在鳖甲。用之治病疟日久，结为癥瘕，以其破癥而开结也。

炒枯存性，研细用。

鼠 妇

味酸，微寒，入足厥阴肝经。善通经脉，能化癥瘕。

《金匮》鳖甲煎丸方在鳖甲。用之治病疟日久，结为癥瘕，以其破血而消坚也。

炒枯存性，研细用。鼠妇，湿生虫，在砖石下，形如蠹鱼①。

蜂 窠

味咸，入足厥阴肝经。能化结硬，善破坚积。

---

① 蠹鱼　虫名，常蛀蚀衣巾书帙。

《金匮》鳖甲煎丸方在鳖甲。用之治病疟日久，结为癥瘕，以其消结而破坚也。

炒枯存性，研细用。

虻 虫

味甘，微寒，入足厥阴肝经。善破瘀血，能化宿癥。

《金匮》抵当汤方在大黄。用之治血结膀胱，少腹硬满。大黄䗪虫丸方在大黄。用之治虚劳腹满，内有干血，以其破瘀而消癥也。

虻虫苦寒，专破浮结之血，最堕胎孕。

炒枯，去翅足，研细用。

水 蛭

味咸、苦，微寒，入足厥阴肝经。善破积血，能化坚癥。

《金匮》抵当汤方在大黄。用之治血结膀胱，少腹硬满。大黄䗪虫丸方在大黄。用之治虚劳腹满，内有干血，以其破坚而化积也。

水蛭咸寒，善下沉积之血，最堕胎孕。

炒枯存性，研细用。

蛴 螬

味咸，微寒，入足厥阴肝经。能化瘀血，最消癥块。

《金匮》大黄䗪虫丸方在大黄。用之治虚劳腹满，内有干血，以其破瘀而化积也。

炒枯存性，研细用。

蜘　蛛

味苦，微寒，入足厥阴肝经。能消偏坠，善治狐疝。

《金匮》蜘蛛散，蜘蛛十四枚，桂枝半两。为散，取八分匙，饮和。日再服。治狐疝，偏坠有大小，时时上下。以水寒木陷，气郁为肿。出入无常，状如妖狐。蜘蛛破瘀而消肿，桂枝疏木而升陷也。

炒枯存性，研细用。

雄　黄

味苦，入足厥阴肝经。燥湿行瘀，医疮杀虫。

《金匮》雄黄散，雄黄，为末，筒瓦二枚合之，烧熏肛门。治狐惑蚀于肛者。以土湿木陷，郁而生热，化生虫䘌，蚀于肛门。雄黄杀虫而医疮也。

升麻鳖甲汤方在升麻。用之治阳毒、阴毒，以其消毒而散瘀也。

雄黄燥湿杀虫，善治诸疮。其诸主治，消肿痛，治疮疡，化瘀血，破癥块，止泄痢，续折伤，避邪魅，驱虫蛇。

铅　丹

味辛，入足少阳胆、足厥阴肝经。降摄神魂，镇安惊悸。

《伤寒》柴胡加龙骨牡蛎汤方在龙骨。用之治少阳伤寒，胸满烦惊，以其降逆而敛魂也。

铅丹沉重降敛，宁神魂而安惊悸。其诸主治，疗疮疡，去翳膜。

铅　粉

味辛，入足厥阴肝经。善止泄利，能杀蛔虫。

《伤寒》猪肤汤 方在猪肤。用之治少阴病，下利咽痛，以其止利而医疮也。甘草粉蜜汤 方在甘草。用之治蛔虫，吐涎心痛，以其燥湿而杀虫也。

铅粉燥涩之性，能杀虫䘌而止滑溏。其诸主治，止诸血，疗诸疮，续折伤，染须发。

卷三

长沙
药解

昌邑黄元御坤载著

黄 芪

味甘，气平，入足阳明胃、手太阴肺经。入肺胃而补气，走经络而益营，医黄汗血痹之证，疗皮水风湿之疾，历节肿痛最效，虚劳里急更良，善达皮腠，专通肌表。

《金匮》黄芪芍药桂酒汤，黄芪五两，芍药三两，桂枝三两，苦酒一升。治黄汗身肿，发热汗出而渴，汗沾衣，色黄如柏汁，脉自沉者。以汗出入水，水从窍入，淫泆于经络之间，阻其卫气，壅而为肿。卫气不行，遏其营血，郁而为热。脾为己土，肌肉司焉，水气浸淫，肌肉滋湿，营行经络之中，遏于湿土之内，郁热熏蒸，化而为黄。营秉肝气，而肝司五色，入脾为黄，营热蒸发，卫不能闭，则开其皮毛，泄为黄汗。缘营血闭遏，而木郁风动，行其疏泄之令也。风热消铄，津液耗伤，是以发渴。木气遏陷，不得升达，是以脉沉。黄芪走皮毛而行卫郁，桂枝走经络而达营郁，芍药、苦酒，泻营热而清风木也。

桂枝加黄芪汤，桂枝三两，芍药三两，甘草二两，大枣十二枚，生姜三两，黄芪二两。治黄汗，两胫自冷，腰髋弛痛，如有物在皮中，身疼重，烦躁，腰以上汗出，小便不利。以水在经络，下注关节，外阻卫阳而内遏营阴。营遏木陷，温气沦郁，内热不宣，故两胫自冷。风木郁勃，经络鼓荡，故腰髋弛痛，如有物在皮中。湿淫外束，故疼重烦躁。木陷而郁于湿土，故小便不利。风升而开其孔窍，故腰以上汗出。水谷未消，中气满胀，营愈郁而热愈发，故食已则汗。暮而卫气入阴，为营气所阻，不得内敛，故外泄皮毛而为盗汗。营热郁隆，不为汗减，热蒸血败，不能外华皮腠，久而肌肤枯涩，必至甲错。血肉腐溃，必生恶疮。甘、枣、生姜，补宣中气，芍药泻营热而清风木，桂枝达营气之郁，黄芪行卫气之郁，助以热粥而发微汗，经热自随汗泄也。

黄芪桂枝五物汤，黄芪三两，桂枝三两，芍药三两，生姜六两，大枣十二枚①。治血痹，身体不仁，状如风痹，脉尺寸关上俱微，尺中小紧。以疲劳汗出，气蒸血沸之时，安卧而被微风，皮毛束闭，营血凝涩，卫气郁遏，渐生麻痹。营卫阻梗，不能煦濡肌肉，久而枯槁无知，遂以不仁。营卫不行，经络无气，故尺寸关上俱微。营遏木陷，郁动水内，而不能上达，故尺中小紧。大枣、芍药，滋营血而清风木，姜、桂、黄芪，宣营卫而行瘀涩，倍生姜者，通经而开痹也。

肝脾左旋，癸水温升而化血，肺胃右转②，丁火清降而

---

① 枚　原脱，据集成本、石印本补。
② 转　原作"降"，诸本均同，据上文"肝脾左旋"、下文"丁火清降"、《四圣心源·卷一》改。

化气。血司于肝，其在经络则曰营，气司于肺，其在经络则曰卫。营行脉中，为卫之根，卫行脉外，为营之叶。营卫周行，一日五十度，阴阳相贯，如环无端。其流溢之气，内溉脏腑，外濡腠理。营卫者，气血之精华者也。二十二难：脉有是动，有所生病。是动者，气也，所生病者，血也。气主煦之，血主濡之，气留而不行者，气先病也，血滞而不濡者，血后病也。血阴而气阳，阴静而阳动，阴则内守，阳则外散，静则不辟，动则不阖，而卫反降敛，以其清凉而含阴魄，营反温升，以其温暖而抱阳魂也。卫本动也，有阴以阖之，则动者化而为降敛，营本静也，有阳以辟之，则静者变而为升发。然则血之温暖，气煦之也，营之流行，卫运之也，是以气有所动，则血病生焉。气冷而后血寒，卫梗而后营瘀，欲调血病，必益血中之温气，欲调营病，必理营外之卫阳。卫气者，逆则不敛，陷则不发，郁则不运，阻则不通，是营血受病之原也。黄芪清虚和畅，专走经络，而益卫气。逆者敛之，陷者发之，郁者运之，阻者通之，是燮理卫气之要药，亦即调和营血之上品。辅以姜、桂、芍药之类，奏功甚捷，余药不及也。

五行之气，凉则收而寒则藏，气之清凉而收敛者，秉金气也。黄芪入肺胃而益卫气，佐以辛温则能发，辅以酸凉则善敛，故能发表而出汗，亦能敛表而止汗。小儿痘病，卫为营闭，不得外泄。卫旺则发，卫衰则陷，陷而不发者，最宜参芪，助卫阳以发之。凡一切疮疡，总忌内陷，悉宜黄芪。

蜜炙用。生用微凉，清表敛汗宜之。

长沙药解

卷三

薯蓣

味甘，气平，入足阳明胃、手太阴肺经。养戊土而行降摄，补辛金而司收敛，善熄风燥，专止疏泄。

《金匮》薯蓣丸，薯蓣三十分，麦冬六分，桔梗五分，杏仁六分，当归十分，阿胶七分，干地黄十分，芍药六分，川芎六分，桂枝十分，大枣百枚（为膏），人参七分，茯苓五分，白术六分，甘草二十分，神曲十分，干姜三分，柴胡五分，白蔹二分，豆黄卷十分，防风六分。蜜丸，弹子大，空腹酒服一丸。治虚劳诸不足，风气百疾。以虚劳之病，率在厥阴风木一经，厥阴风木，泄而不敛，百病皆生。肺主降敛，薯蓣敛肺而保精，麦冬清金而宁神，桔梗、杏仁，破壅而降逆，此所以助辛金之收敛也。肝主升发，归、胶滋肝而养血，地、芍润木而清风，川芎、桂枝，疏郁而升陷，此所以辅乙木之升发也。升降金木，职在中气，大枣补己土之精，人参补戊土之气，苓、术、甘草，培土而泻湿，神曲、干姜，消滞而驱寒，此所以理中而运升降之枢也。贼伤中气，是惟木邪，柴胡、白蔹，泻火而疏甲木，黄卷、防风，燥湿而达乙木，木静而风息，则虚劳百病瘳矣。

阴阳之要，阳密乃固，阴平阳秘，精神乃治，阴阳离决，精气[1]乃绝。《素问》语。四时之气，木火司乎生长，金水司乎收藏，人于秋冬之时，而行收藏之政。宝涩精神，以秘阳根，是谓圣人。下此于蛰藏之期，偏多损失，坎阳

---

[1] 气　原作"神"，诸本均同，据《素问悬解·生气通天论》、王注本《素问·生气通天论》改。

不秘，木郁风生，木火行疏泄之令，金水无封闭之权，于是惊悸、吐衄、崩带、淋遗之病，种种皆起。是以虚劳之证非一，无不成于乙木之不谧，始于辛金之失敛，究之总缘土败。盖坎中之阳，诸阳之根，坎阳走泄，久而癸水寒增，己土湿旺，脾不能升而胃不能降，此木陷金逆所由来也。法当温燥中脘，左达乙木而右敛辛金。薯蓣之性，善入肺胃而敛精神，辅以调养土木之品，实虚劳百病之良药也。

五味子

味酸、微苦、咸，气涩，入手太阴肺经。敛辛金而止咳，收庚金而住泄，善收脱陷，最下冲逆。

《伤寒》小青龙汤，**方在麻黄**。治太阳伤寒，心下有水气，干呕，发热而咳。用五味子、干姜、细辛，敛肺降逆，以止咳嗽。

小柴胡汤，**方在柴胡**。治少阳伤寒。若咳者，去人参、大枣、生姜，加五味子、干姜。真武汤，**方在茯苓**。治少阴病，内有水气，腹痛下利。若咳者，加五味半升①，细辛、干姜各一两。四逆散，**方在甘草**。治少阴病，四逆，咳者，加五味子、干姜各五分，并主下利。《金匮》厚朴麻黄汤，**方在厚朴**。射干麻黄汤**方在射干**。并用之，以治咳嗽。小青龙汤，治痰饮咳逆，饮去咳止，气从少腹上冲胸咽者，以桂苓五味甘草汤治其气冲。咳嗽冲逆者，辛金之不敛也，

---

① 升 原作"斤"，据集成本、石印本、《伤寒论·辨少阴病脉证并治》改。

泄利滑溏者，庚金之不敛也。五味子酸收涩固，善敛金气，降辛金之上冲而止咳逆，升庚金之下脱而止滑泄，一物而三善备焉。金收则水藏，水藏则阳秘，阳秘则上清而下温，精固而神宁，是亦虚劳之要药也。

诃 黎 勒

味酸、微苦，气涩，入手阳明大肠、手太阴肺经。收庚金而住泄，敛辛金而止咳，破壅满而下冲逆，疏郁塞而收脱陷。

《金匮》诃黎勒散，诃黎勒十枚，为散，粥饮和，顿服。治气利，以肝脾郁陷，二气凝塞，木郁风动，疏泄失藏，而为下利。利则气阻而痛涩，是为气利。诃黎勒行结滞而收滑脱也。

肠陷而为利者，清气滞塞而不收也，肺逆而为咳者，浊气壅塞而不敛也。诃黎勒苦善泄而酸善纳，苦以破其壅滞，使上无所格而下无所碍，酸以益其收敛，使逆者自降而陷者自升，是以咳利俱止也。其治胸满心痛，气喘痰阻者，皆破壅降逆之力，其治崩中带下，便血堕胎者，皆疏郁升陷之功也。

白 前

味甘、辛，入手太阴肺经。降冲逆而止嗽，破壅塞而清痰。

《金匮》泽漆汤，方在泽漆。用之治脉沉之咳。是缘水气之里冲，非由风邪之外闭，泽漆治其水气，白前降冲逆而驱痰饮也。

白前善降胸胁逆气，心肺凝痰，嗽喘冲阻，呼吸壅塞之证，得之清道立通，浊瘀悉下，宜于补中之剂并用乃效。

细　辛

味辛，气温，入手太阴肺、足少阴肾经。降冲逆而止咳，驱寒湿而荡浊，最清气道，兼通水源。

《伤寒》小青龙汤，方在麻黄。治太阳伤寒，心下有水气，干呕，发热而咳。用细辛、干姜、五味子，降逆敛肺，以止咳嗽。《金匮》以治痰饮，咳逆倚息。饮去咳止，气从少腹上冲胸咽，用桂苓五味甘草，治其气冲。冲气既低，而反更咳胸满者，用桂苓五味甘草去桂加干姜、细辛，方在干姜。治其咳满。《伤寒》真武汤，方在茯苓。治少阴病，内有水气，腹痛下利，若咳者，加五味子半升[①]、细辛、干姜各一两。是皆小青龙之法也。

《金匮》厚朴麻黄汤、方在厚朴。射干麻黄汤，方在射干。皆用之，以治咳而下寒者。

麻黄附子细辛汤、方在麻黄。麻辛附子汤[②]、方在桂枝。大黄附子汤、方在大黄。赤丸、方在朱砂。乌梅丸方在乌梅。皆用之，以治寒气之冲逆也。

防己黄芪汤，方在防己。治风湿脉浮身重，气冲者，加桂枝三分，下有陈寒者，加细辛三分。风木冲逆，则用桂枝，寒水冲逆，则用细辛，此治冲逆之良法也。

长沙药解

卷三

---

① 升　原作"斤"，形近之误，据集成本、石印本、《伤寒论·辨少阴病脉证并治》改。

② 麻辛附子汤　据本书卷二桂枝释文，系指"桂甘姜枣麻附细辛汤"。

肺以下行为顺，上行则逆，逆则气道壅阻，而生咳嗽。咳嗽之证，由于肺金不降，收气失政，刑于相火。其间非无上热，而其所以不降者，全因土湿而胃逆。戊土既湿，癸水必寒，水寒土湿，中气不运，此肺金咳逆之原也。

当火炎肺热之时，而推其原本，非缘寒气冲逆，则由土湿堙塞，因而水饮停瘀者，十居七八。然则上热者，咳嗽之标，水饮湿寒者，咳嗽之本也。

外感之咳，人知风寒伤其皮毛，而不知水饮湿寒实伤其腑脏。盖浊阴充塞，中气不运，肺金下达之路既梗，而孔窍又阖，里气愈阻，肺无泄窍，是以宗气壅迫，冲逆而为咳。若使里气豁通，则皮肤虽闭，而内降有路，不至于此也。

细辛温燥开通，利肺胃之壅阻，驱水饮而逐湿寒，润大肠而行小便，善降冲逆，专止咳嗽。其诸主治，收眼泪，利鼻壅，去口臭，除齿痛，通经脉，皆其行郁破结，下冲降逆之力也。

射　干

味苦，微寒，入手太阴肺经。利咽喉而开闭塞，下冲逆而止咳嗽，最清胸膈，善扫瘀浊。

《金匮》射干麻黄汤，射干十二枚，紫菀三两，款冬三两，五味子半升①，细辛三两，半夏半升，生姜四两，大枣七枚，麻黄四两。治咳而上气，喉中如水鸡声。以风寒外闭，皮毛不泄，

---

① 升　原作"斤"，形近之误，据蜀本、集成本、《金匮要略·肺痿肺痈咳嗽上气病脉证并治第七》改。

肺气郁迫，逆而上行，喉窍窄狭，泄之不及，以致呼吸闭塞，声如水鸡。射干、紫菀、款冬、五味子、细辛、生姜、半夏，下冲逆而破壅塞，大枣补其里，麻黄泻其表也。

气通于肺，内司呼吸而外主皮毛，皮毛虽闭，而内有下行之路，不至堵塞如是。是其平日土湿胃逆，浊气升隔，肺之降路不甚清通，一被外感，皮毛束闭，里气愈阻，内不能降而外不能泻，是以逆行而上冲，塞于咽喉，此即伤风鼽喘之证。当饮食未消之际，水谷郁遏，中气胀满，故呼吸闭塞，迫急非常也。不降里阴，则胸膈莫容，不泻表寒，则经络终郁。射干降逆开结，善利肺气。麻黄外散其风寒，使经络松畅，则里气不迫。射干内降其冲逆，使咽喉清虚，则表气不壅。表邪外解而里阴下达，停痰宿水，积湿凝寒，皆从水道注泄而下，根株斩灭矣。

其诸主治，通喉痹，开胸满，止咽痛，平腹胀，泻肺火，润肠燥，行积痰，化瘀血，下经闭，消结核，破癥瘕，除疟母。鳖甲煎丸，方在鳖甲。用之以治疟母，乌扇即射干也。下冲破结，是其长也。

紫 菀

味苦、辛，入手太阴肺经。降气逆而止咳，平息贲而止喘。

《金匮》射干麻黄汤，方在射干。用之治咳而上气，以其清肺而降逆也。

紫菀清金润肺，止咳定喘，而兼善敛血。劳嗽吐血之证，因于肺逆而不敛，肺气清降，则血自敛矣。其他主治，开喉痹，通小便，定喘促，破息贲，止吐血，治便血，疗肺痈，行脓血，皆清金降逆之力也。

款冬花

味辛，气温，入手太阴肺经。降冲逆而止嗽喘，开痹塞而利咽喉。

《金匮》射干麻黄汤，方在射干。用之治咳而上气，喉中如水鸡声，以其开痹而止喘也。

款冬降逆破壅，宁嗽止喘，疏利咽喉，洗涤心肺，而兼长润燥。肺逆则气滞而津凝，故生烦躁。肺气清降，浊瘀荡扫，津液化生，烦躁自止。其诸主治，除肺痈脓血，去痰涕胶黏，开咽喉喘阻，润胸膈烦躁，皆去浊还清之力也。

杏 仁

味甘、苦，入手太阴肺经。降冲逆而开痹塞，泻壅阻而平喘嗽，消皮腠之浮肿，润肺肠之枯燥，最利胸膈，兼通经络。

《金匮》茯苓杏仁甘草汤，茯苓三两，杏仁五十个，甘草一两。治胸中痹塞，短气。以土湿胃逆，浊气冲塞，肺无降路，是以短气。茯苓泻湿而消满，杏仁破壅而降逆，甘草补中而培土也。薯蓣丸、方在薯蓣。文蛤汤、方在文蛤。厚朴麻黄汤，方在厚朴。皆用之以降逆也。

《伤寒》麻黄汤，方在麻黄。治太阳伤寒，恶风，无汗而喘者。麻杏甘石汤，方在麻黄。治太阳伤寒，汗下后，汗出而喘者。桂枝加厚朴杏子汤，方在厚朴。治太阳中风，下后表未解而微喘者。小青龙汤，方在麻黄。治太阳伤寒，心下有水气。若喘者，去麻黄，加杏仁半升，皆用之以治喘也。

苓甘五味加姜辛半夏杏仁汤，茯苓四两，甘草三两，五味子半升，干姜三两，细辛三两，半夏半升，杏仁半升。治支饮呕冒，饮去呕止，其人形肿者，以经气壅滞则为肿，杏仁利气而消滞也。麻杏薏甘汤，方在麻黄。用之以泻表气之滞。矾石丸、方在矾石。大陷胸丸，方在大黄。用之以泻里气之滞也。麻仁丸，方在麻仁①。大黄䗪虫丸，方在大黄。用之以润燥也。

肺主藏气，降于胸膈而行于经络，逆则胸膈闭阻，而生喘咳。脏病而不能降，因以痞塞，经病而不能行，于是肿痛。杏仁疏利开通，破壅降逆，善于开痹而止喘，消肿而润燥，调理气分之郁，无以易此。其诸主治，治咳逆，疗失音，止咯血，断血崩，杀虫䘌，除䘌刺，开耳聋，去目翳，平胬肉，消停食，润大肠，通小便，种种功效，皆其降浊消郁之能事也。

薤　白

味辛，气温，入手太阴肺、手阳明大肠经。开胸痹而降逆，除后重而升陷，最消痞痛，善止滑泄。

《金匮》栝蒌薤白白酒汤、栝蒌薤白半夏汤、二方在栝蒌。枳实薤白桂枝汤，方在枳实。并用之，治胸痹心痛，以其破壅而降逆也。

《伤寒》四逆散，方在甘草。治少阴病，四逆。泄利下重者，加薤白三升，以其行滞而升陷也。

---

① 麻仁　原作"麻黄"，据闽本、蜀本、集成本、石印本改。

肺病则逆，浊气不降，故胸膈痹塞，肠病则陷，清气不升，故肛门重坠。薤白辛温通畅，善散壅滞，辛金不至上壅，故痹者下达而变冲和，庚金不至下滞，故重者上达而化轻清。其诸主治，断泄痢，除带下，安胎妊，散疮疡，疗金疮，下骨哽，止气痛，消咽肿，缘其条达凝郁故也。

桔　梗

味苦、辛，入手太阴肺经。散结滞而消肿硬，化凝郁而排脓血，疗咽痛如神，治肺痈至妙，善下冲逆，最开壅塞。

《伤寒》桔梗汤，桔梗二两，甘草二两。治少阴病，咽痛者。以少阴肾脉，循喉咙而挟舌本，少阴心脉，挟咽而系目系，少阴病则癸水上冲，丁火不降，郁热抟结而生咽痛。桔梗开冲塞而利咽喉，生甘草泻郁热而缓迫急也。通脉四逆汤，方在甘草。治少阴病，下利脉微。咽痛者，去芍药，加桔梗一两，亦此法也。《金匮》以治肺痈，咳而胸满，振寒脉数，咽干不渴，时出浊唾腥臭，久而吐脓如米粥者。以肺气壅塞，湿热淫蒸，浊瘀腐败，化而为脓。桔梗破壅塞而行腐败，生甘草泻郁热而清肺金也。

二白散，桔梗三分，贝母三分，巴豆一分。为散，白饮和服。治太阳中风，寒实结胸。以经病未解，而水土湿寒，乃以冷水噀灌，愈闭其表。寒湿郁动，逆冲清道，与膈上之阳，两相隔拒，寒热逼迫，痞结不开。桔梗、贝母，清降其虚热，巴豆温下其湿寒，结散郁开，腐败难容，在上则涌吐而出，在下则泄利而去矣。《外台》以治肺痈者，排决脓瘀，令其吐泄而下，肺腑清空，正气续复，不使养痈以贻祸也。

《金匮》排脓汤，<small>桔梗三两，甘草二两，大枣十枚，生姜二两</small>。以疮疽脓硬，必当排而行之，使肿消而脓化。而死肌腐化，全赖中气，甘、枣培补脾精，生姜和中而行气，桔梗消结而化脓也。

排脓散，<small>桔梗二分，芍药六分，枳实十六枚。为散，鸡子黄一枚，以散数钱揉均①，饮和服之，日一服</small>。以疮疽脓成，必当排而决之，使腐去而新生。而脓瘀既泄，营血必伤。桔梗行其凝瘀，枳实逐其腐败，芍药清肝风而凉营，鸡子黄补脾精而养血也。

薯蓣丸，<small>方在薯蓣</small>。竹叶汤，<small>方在竹叶</small>。并用之，以降肺气之逆也。

桔梗苦泻辛通，疏利排决，长于降逆而开结，消瘀而化凝，故能清咽喉而止肿痛，疗疮疽而排脓血。其诸主治，清头面，理目痛，通鼻塞，疗口疮，止气喘，平腹胀，调痢疾，破血瘀，皆降逆疏壅之力也。

橘　皮

味辛、苦，入手太阴肺经。降浊阴而止呕哕，行滞气而泻郁满，善开胸膈，最扫痰涎。

《金匮》橘皮汤，<small>橘皮四两，生姜八两</small>。用以治干呕哕，而手足厥者。以胃土上逆，浊气熏冲，故生呕哕。中气堙郁，不能四达，故手足厥冷。橘皮破壅塞而扫瘀浊，生姜降冲逆而行凝滞也。

---

① 均　通"匀"。

橘皮竹茹汤，橘皮二斤①，竹茹二升，生姜半斤，甘草五两，人参一两，大枣三十枚。治哕逆者。以土衰胃逆，浊阴不降，甘、枣、人参，补中气以培土，橘、姜、竹茹，降浊阴而行滞也。

橘枳生姜汤，橘皮一斤②，生姜半斤，枳实三两。治胸中痹塞，短气。以胃土逆升，浊气痞塞，肺无降路，是以短气。橘、姜破壅塞而降浊阴，枳实泻痞满而扫瘀腐也。《外台》茯苓饮③，方在茯苓。即于橘枳生姜汤加参、术、茯苓，以治痰饮，补泻并行，可谓妙矣。

橘皮辛散之性，疏利通畅，长于降浊止呕，行滞消痰，而和平条达，不至破气而损正，行郁理气之佳药也。其诸主治，疗吹奶，调奶痛，除瘕疟，消癥瘕，行胶痰，磨宿谷，利小便，通大肠，理嘈杂，治淋痢，下鱼骨鲠，杀寸白虫，总缘善行滞气也。

皂荚

味辛、苦，性涩，入手太阴肺经。降逆气而开壅塞，收痰涎而涤垢浊，善止喘咳，最通关窍。

《金匮》皂荚丸，皂荚六两。去皮，酥炙，蜜丸梧子大，枣膏和汤服三丸，日夜四服。治咳逆上气，时时唾浊，但坐不得眠。以肺胃逆升，浊气郁塞，涎沫胶黏，下无泄路，故时

时上唾。身卧则气道愈阻，弥增壅闷，故但坐不得眠。皂荚开闭塞而洗痰涎，通气道而降冲逆也。

皂荚辛烈开冲，通关透窍，搜罗痰涎，洗荡瘀浊，化其黏联，胶热之性，失其根据，攀附之援，脏腑莫容，自然外去，虽吐败浊，实非涌吐之物也。其诸主治，开口噤，通喉痹，吐老痰，消恶疮，熏久利脱肛，平妇人吹乳，皆其通关行滞之效也。

白　酒

味辛，气温，入手太阴肺经。开胸膈之痹塞，通经络之凝瘀。

《金匮》栝蒌薤白白酒汤、栝蒌薤白半夏汤，二方在栝蒌。并用之，以治胸痹心痛，以其开瘀而消滞也。

酒性辛温宣达，黄者重浊而走血分，白者轻清而走气分，善开闭塞而行经络，暖寒滞而止痛楚，故能治胸痹。

今之烧酒，与此证甚宜，用以代之，效更捷也。

葱　白

味辛，气温，入手太阴肺经。回脏腑之利泄，起经脉之苋减，发达皮毛，宣扬郁遏。

《伤寒》白通汤，葱白四茎，干姜一两，生附子一枚。治少阴病，下利。以寒水侮土，清气下陷，而为泄利，姜、附，温水土之寒，葱白升清气之陷也。

通脉四逆汤①，方在甘草。治少阴病，下利脉微，面色

---

① 汤　原作"散"，诸本均同，据《伤寒悬解·卷十一》、《伤寒论·辨少阴病脉证并治》改。

赤者，加葱九茎。以阳郁不能外达，故面赤，加葱白以宣阳气之郁也。

《金匮》旋覆花汤，<small>方在旋覆花。</small>治妇人脉体芤减，用之以通经气之郁涩也。

葱白辛温发散，升陷达郁，行经发表，厥有功焉。其诸主治，下乳汁，散乳痛，消肿痛，止麻痹，疗下血，熨便癃，通淋涩，调泄痢。

麻　黄

味苦、辛，气温，入手太阴肺、足太阳膀胱经。入肺家而行气分，开毛孔而达皮部，善泻卫郁，专发寒邪。治风湿之身痛，疗寒湿之脚肿，风水可驱，溢饮能散。消咳逆肺胀，解惊悸心忡。

《伤寒》麻黄汤，<small>麻黄三两，桂枝二两，甘草一两，杏仁七十枚。</small>治太阳伤寒，头痛恶寒，无汗而喘。以卫性敛闭，营性发扬，寒伤营血，闭其皮毛，是以无汗。肺气壅遏，是以发喘。寒愈闭而营愈发，裹束卫气，不得外达，是以恶寒。甘草保其中气，桂枝发其营郁，麻黄泻其卫闭，杏仁利其肺气，降逆而止喘也。

大青龙汤，<small>麻黄六两，桂枝二两，杏仁五十枚①，甘草二两，生姜三两，大枣十二枚，石膏如鸡子大。</small>治太阳中风，脉紧身痛，发热恶寒，烦躁无汗。以风中卫气，卫敛而风不能泄，是以无汗。遏闭营血，内热郁隆，是以烦躁。病虽中风，而证同伤寒，桂枝不能发矣。甘、枣，补其脾精，桂枝发

<small>① 杏仁五十枚　原脱，据闽本、蜀本、集成本补。</small>

其营郁，麻黄泻其卫闭，杏、姜，利肺壅而降逆气，石膏清肺热而除烦躁也。

小青龙汤，麻黄三两，桂枝三两，芍药三两，甘草二两，半夏三两，五味子半升①，细辛三两，干姜三两②。治太阳伤寒，心下有水气，干呕，发热而咳。以水饮中阻，肺胃不降，浊气逆冲，故作呕咳。甘草培其土气，麻、桂发其营卫，芍药清其经热，半夏降胃逆而止呕，五味子、细辛、干姜，降肺逆而止咳也。《金匮》以治痰饮咳逆倚息者，使水饮化气，而随汗泄，降以五味子、姜、辛，咳逆自平也。又以大、小青龙，通治溢饮。以饮水流行，归于四肢，不能化汗而外泄，则水饮注积，遏阻卫气，以致身体疼重。麻黄发汗，泻其四末之集水也。

麻杏甘石汤，麻黄四两，杏仁五十枚，甘草二两，石膏半斤。治太阳伤寒，汗下后，汗出而喘，无大热者。以经热未达，表里郁蒸，故汗出而喘。麻黄泻卫，甘草保中，杏仁降其逆气，石膏清其郁热也。

麻黄附子细辛汤，麻黄二两，附子一枚，细辛二两。治少阴病，反发热，脉沉者。以少阴脉沉而身反发热，则里寒已作而表寒未退。麻黄发其表寒，附子驱其里寒，细辛降其阴邪也。

麻黄附子甘草汤，麻黄二两，附子一枚，甘草二两。治少

---

① 升　原作"斤"，形近之误，据蜀本、《伤寒悬解·卷三》、《伤寒论·辨太阳病脉证并治中》改。

② 三两　原作"二两"，据蜀本、《伤寒悬解·卷三》、《伤寒论·辨太阳病脉证并治中》改。

阴病，得之二三日，无里证者。以脉见沉细，经是少阴，而里证未作，宜解表寒。麻黄轻发其表，附子重暖其里，甘草培其中气也。

麻黄升麻汤，麻黄二两半，升麻一两一分，萎蕤十八铢，石膏六铢，知母十八铢，当归一两一分，芍药六铢，黄芩十八铢，桂枝六铢，茯苓六铢，白术六铢，甘草六铢，干姜六铢，天冬六铢①。治厥阴伤寒，大下后，咽喉不利，吐脓血，泄利不止者。以下后中气寒湿，相火上逆，刑辛金而为脓血，风木下陷，贼己土而为泄利。姜、甘、苓、术，温中燥土，知、膏、冬、蕤，清肺热而生津，归、芍、芩、桂，滋肝燥而升陷，升麻理其咽喉，麻杏泻其皮毛也。

《金匮》麻杏薏甘汤，麻黄五钱，杏仁十枚，薏苡五钱，甘草一两。治风湿发②热，身疼，日晡所剧。以汗出当风，闭其皮毛，汗热郁遏，淫溢窍隧，日晡湿动，应候而剧。甘草、薏苡，补土而燥湿，杏仁利气而破壅，麻黄开窍而发汗也。

越婢汤，麻黄六两，石膏半斤，甘草二两，大枣十五枚，生姜三两。治风水身肿，脉浮，汗出，恶风。以汗出遇风，窍闭汗阻，淫溢经隧，壅遏卫气，而为浮肿。麻黄发皮毛而泻水，石膏清肺金而泻热，甘、枣、生姜，补脾精而和中也。

麻黄附子汤，麻黄三两，甘草一两，附子一枚。即"少阴"

———————————

　　① 天冬六铢　原脱，据蜀本、集成本、《伤寒悬解·卷十二》、《伤寒论·辨厥阴病脉证并治》补。
　　② 发　原作"寒"，诸本均同，据《金匮悬解·卷四》、《金匮要略·痉湿暍病脉证并治第二》改。

长沙药解

卷三

麻黄附子甘草方，而分两不同。治水病，脉沉小，属少阴，虚肿者。以土弱阳飞，肾寒水胀，流溢经络，而为浮肿。甘草、附子，补土而暖肾，麻黄发表而泻水也。

风湿与风水，皆汗为风闭，而湿则未至成水，其证稍异。缘有内水，不但表寒，故多用麻黄。

肝司营血，中抱阳魂，其性温暖而发散，肺司卫气，内含阴魄，其性清凉而收敛。卫气清敛，则孔窍阖而寒不能伤，泄之以风，窍开而汗出，卫气失其收敛之性，故病中风。营血温散，则孔窍开而风不能中，闭之以寒，窍合而汗收，营血失其发散之性，故病伤寒。但卫性收敛，风愈泄而卫愈敛，则遏闭营血而生里热，营性发散，寒愈闭而营愈发，则寒束卫气而生表寒。以营血温升，则化火而为热，卫气清降，则化水而为寒，营郁而发热，卫闭而恶寒者，其性然也。风伤卫而营郁，故用桂枝以泻营，寒伤营而卫闭，故用麻黄以泻卫。桂枝通达条畅，专走经络而泻营郁，麻黄浮散轻飘，专走皮毛而泻卫闭，窍开汗出，则营卫达而寒热退矣。

麻黄发表出汗，其力甚大，冬月伤寒，皮毛闭塞，非此不能透发。一切水湿痰饮，淫溢于经络关节之内，得之霍然汗散，宿病立失。但走泄真气，不宜虚家，汗去阳亡，土崩水泛，阴邪无制，乘机发作，于是筋肉瞤动，身体振摇，惊悸奔豚诸证风生，祸变非常，不可不慎！

盖肾主五液，入心为汗，非血不酿，非气不酝，非水不变，非火不化。鼎沸而露滴者，水热而气暖也，身劳而出汗者，火动而血蒸也，汗出而温气发泄，是以战栗而振摇。所谓夺汗者无血，夺血者无汗，以其温气之脱泄，非谓汗血之失亡。

阳者，阴之神魂，阴者，阳之体魄，体魄者，神魂之宫室，神魂者，宫室之主人。上士重其人而轻其宫，人存而宫亦修①，下士贱其主而贵其室，主亡而室亦坏矣。

煮去沫用。

根节止汗，发表去其根节，敛表但用根节。

苏　叶

味辛，入手太阴肺经。降冲逆而驱浊，消凝滞而散结。

《金匮》半夏厚朴汤，方在半夏。用之治妇人咽中如有炙脔，以其降浊而散滞也。

苏叶辛散之性，善破凝寒而下冲逆，扩胸腹而消胀满，故能治咽中瘀结之证，而通经达脉，发泻风寒，双解中外之药也。其诸主治，表风寒，平喘嗽，消痈肿，安损伤，止失血，解蟹毒。

栝蒌根

味甘、微苦，微寒，入手太阴肺经。清肺生津，止渴润燥，舒痉病之挛急，解渴家之淋癃。

《金匮》栝蒌桂枝汤，栝蒌根三两，桂枝三两，芍药三两，甘草二两，大枣十二枚，生姜三两。治太阳痉病，其证备，身体强，几几然，脉沉迟者。太阳之经，外感风寒，发汗太多，因成痉病。其证身热足寒，颈强项急，头摇口噤，背反张，面目赤。发热汗出，而不恶寒者，是得之中风，名

① 修　善也。在此借指身体健康强壮。

曰柔痉。以厥阴风木，藏血而主筋，筋脉枯①燥，曲而不伸，是以项强而背反。木枯风动，振荡不宁，是以头摇而齿龃。太阳行身之背，故病在脊背。此因汗多血燥，重感风邪，郁其营气，故病如此。甘、枣补脾精而益营血，姜、桂，达经气而泻营郁，芍药、栝蒌，清风木而生津液也。

栝蒌瞿麦丸，栝蒌根三两，薯蓣二两，瞿麦一两，茯苓三两，附子一枚。治内有水气，渴而小便不利者。阳衰土湿，寒水停留，乙木郁遏，不能疏泄，故小便不利。木郁风动，肺津伤耗，是以发渴。瞿麦、苓、附，泻水而温寒，薯蓣、栝蒌，敛肺而生津也。

栝蒌牡蛎散，栝蒌根、牡蛎等分。为散，饮服方寸匕，日三服。治百合病，渴不差者。百合之病，肺热津伤，必变渴证。津液枯燥，故渴久不止。栝蒌、牡蛎，清金敛肺，生津润燥而止渴也。

小青龙汤，方在麻黄。治太阳伤寒，内有水气，渴者，去半夏，加栝蒌根三两。小柴胡汤，方在柴胡。治少阳伤寒，渴者，去半夏，加人参、栝蒌根，以其凉肃润泽，清金止渴，轻清而不败脾气也。

清肺之药，最为上品，又有通达凝瘀，清利湿热之长。其诸主治，下乳汁，通月水，医吹奶，疗乳痈，治黄疸，消囊肿，行仆损瘀血，理疮疡肿痛。

栝 蒌 实

味甘、微苦，微寒，入手太阴肺经。清心润肺，洗垢

---

① 枯 原作"苦"，诸本均同，音近之误，据上下文义改。

除烦，开胸膈之痹结，涤涎沫之胶黏，最洗瘀浊，善解
懊憹。

《金匮》栝蒌薤白白酒汤①，栝蒌实一枚，薤白三两，白酒
七升。治胸痹气短，喘息咳唾，胸背疼痛，寸口脉沉而迟，
关上小紧数。以胸膈痹塞，气无降路，故喘息咳唾。逆冲
胸背，而生痛楚。清道堙郁，爰生烦热。薤白、白酒，开
扩其壅塞，栝蒌清涤其郁烦也。

栝蒌薤白半夏汤，栝蒌实一枚，薤白三两，白酒一斗，半夏
半升②。治胸痹不得卧，心痛彻背者。以胸膈痹塞，气无降
路，逼迫宫城，故心痛彻背。背者，胸之府也，气不前降
于腹，胸膈莫容，是以逆冲于脊背。薤白、白酒、半夏，
破壅而降逆，栝蒌清涤其郁烦也。

《伤寒》小陷胸汤，大栝蒌实一枚，半夏半升，黄连一两。
治小结胸，正在心下，按之则痛，脉浮滑者。太阳中风，
表证未解，下之太早，经阳内陷，为里阴所拒，结于胸膈，
心下满痛，烦躁懊憹，脉沉而紧，是为结胸。结之小者，
浊气冲塞，正在心下，其势稍缓，非按不痛，脉则浮滑，
未至沉紧。而阳气郁遏，亦生烦热。半夏降其逆气，黄连
泻其闷热，栝蒌涤其郁烦也。

小柴胡汤，方在柴胡。治少阳伤寒。胸中烦而不呕者，
去人参、半夏，加栝蒌实，以其清心而除烦也。

长沙药解

卷三

栝蒌实肃清凉润，善解郁烦，浊气郁蒸，涎沫黏连，心绪烦乱，不可言喻者得之，肺腑清洁，神气慧爽，洗心涤肺之妙药也。其诸主治，消咽痛，治肺痿，涤痰涎，止咳嗽，通乳汁，下胞衣，理吹奶，调乳痈，解消渴，疗黄疸，通小便，润大肠，断吐血，收脱肛，平痈肿，医疮疡。

麦 冬

味甘，微凉，入手太阴肺、足阳明胃经。清金润燥，解渴除烦，凉肺热而止咳，降心火而安悸。

《金匮》麦门冬汤，麦冬七升①，半夏一升②，粳米三合，人参二两，甘草一两，大枣十二枚③。治咳嗽，火逆上气，咽喉不利。以肺胃上逆，相火刑金，麦冬、半夏，清金泻火而降逆，甘、枣、参、粳，补中化气而生津也。

《伤寒》炙甘草汤，方在甘草。用之治少阳伤寒，脉结代，心动悸者。以少阳相火不降，致累君火逆升，而生烦悸，麦冬清心而宁神也。

薯蓣丸、方在薯蓣。竹叶石膏汤，方在竹叶。皆用之，以清金而润燥也。

麦冬清凉润泽，凉金泻热，生津除烦，泽枯润燥之上品。然无益中虚肺热之家，率因阳衰土湿，中气不运，胃

---

① 七升 原作"半斤"，诸本均同，据《金匮悬解·卷十五》、《金匮要略·肺痿肺痈咳嗽上气病证并治第七》改。

② 升 原作"斤"，诸本均同，形近之误，据《金匮悬解·卷十五》、《金匮要略·肺痿肺痈咳嗽上气病脉证并治第七》改。

③ 枚 原脱，诸本均同，据《金匮悬解·卷十五》、《金匮要略·肺痿肺痈咳嗽上气病脉证并治第七》补。

胆上逆，相火刑金，原非实热之证。盖土湿胃逆，则肺胆不得右降，以土者四象之中气，毂①败则轴折，轮辐不转，自然之理。戊土上壅，浊气填塞，肺胆无下降之路，此相火刑金之原也。金受火刑，失其清肃降敛之性，嗽喘吐衄，于是生焉。但服清润，阴旺湿滋，中气愈败，胃土更逆，上热弥增。是以虚劳淹滞，非无上热，而清金润肺之法，绝不能效，以救其标而伤其本也。此宜金土同医，故仲景用麦冬，必与参、甘同剂。麦冬而得人参，清金益气，生津化水，雾露泛洒，心肺肃凉，洗涤烦躁之法，至为佳妙也。其诸主治，安魂魄，除烦悸，疗喉疮，治肺痿，解消渴，平咳嗽，止吐衄，下痰饮，利水湿，消浮肿，下乳汁，通经水。

天 冬

味苦，气寒，入手太阴肺、足少阴肾经。清金化水，止渴生津，消咽喉肿痛，除咳吐脓血。

《伤寒》麻黄升麻汤，方在麻黄。用之治厥阴伤寒，大下后，咽喉不利，吐脓血，泄利不止者，以其清火逆而利咽喉，疗肺痈而排脓血也。

水生于金，金清则水生，欲生肾水，必清肺金，清金而生水者，天冬是也。庸工以地黄血药而滋肾水，不通极矣！盖肺主化气，气主化水，肺中之气，氤氲如雾，雾气清降，化而为水。其精液藏于肾而为精，其渣滓渗于膀胱而为尿。天暑衣厚，则表开而外泄，天寒衣薄，则表合而

① 毂（gǔ 谷） 车轮中间，车轴贯入处之圆木，藉以凑辐者。

内注，汗尿一也，外内不同耳。而肺金化水，必因土燥，阳明庚金，燥气司权，收敛戊土之湿，化而为燥，胃气右转，肺气清降，而水化焉。此如凉秋变序，白露宵零也。土湿则中郁而胃逆，肺金莫降，雾气凝塞，淫蒸而化痰涎，水源绝矣。

天冬润泽寒凉，清金化水之力，十倍麦冬，土燥水枯者，甚为相宜。阳明伤寒之家，燥土贼水，肠胃焦涸，瘟疫斑疹之家，营热内郁，脏腑燔蒸。凡此闭涩不开，必用承气，方其燥结未甚，以之清金泻热，滋水滑肠，本元莫损，胜服大黄。又或疮疡热盛，大便秘塞，重剂酒煎热饮，亦良。肾阴有盛而无衰，宜温不宜补，土燥水枯之证，外感中止有此种，至于别经伤寒，此证甚少，若内伤杂病，率皆阴旺土湿，未有水亏者。土胜而水负则生，水胜而土负则死。天冬证绝不①偶见，未可轻服。其性寒滑湿濡，最败脾胃而泻大肠，阳亏阴旺，土湿便滑者，宜切忌之。久服不已，阳败土崩，无有不死。后世庸工，以此杀人，不可胜数。凡肺痿肺痈，吐衄嗽喘，一切上热之证，非土燥阳实者，概不宜此，用者慎之！其有水亏宜饵者，亦必制以渗利之味，防其助湿。土湿胃逆，痰涎淫生，愈服愈滋，而水源愈竭矣，是犹求水于阳燧②也。其诸主治，止咳逆，定喘促，愈口疮，除肿痛，疗肺痿，治肺痈，去痰涎，解消渴，利小便，滑大肠。

---

① 不　无也。
② 阳燧　向日光取火之凹面铜镜。

长沙药解

卷三

竹　叶

味甘，微寒，入手太阴肺经。清肺除烦，凉金泻热。

《金匮》竹叶汤，竹叶一把，桔梗一两，生姜五两，附子一枚，葛根三两，桂枝一两，防风一两，甘草一两，人参一两，大枣十五枚。治产后中风，发热面赤，喘而头痛。以产后中气虚弱，阴阳不能交济，肝脾易陷，肺胃易逆，陷则下寒，逆则上热。风伤卫气，卫敛而遏营血，上热弥增，肺胃愈逆，故发热面赤，喘而头痛。肺胃愈逆而热愈增，则肝脾益陷而寒益甚。竹叶、桔梗，凉肺而除烦，葛根、生姜，清肺而降逆，附子温寒而暖水，桂、防，燥湿而达木，甘、枣、人参，补中而培土也。

竹叶石膏汤，竹叶二把，石膏一斤①，麦冬一升②，粳米半升，人参三两，甘草二两，半夏半升。治大病差后，虚羸少气，气逆欲吐者。以病后中虚，胃逆欲吐，三阳不降，燥热郁发。竹叶、石膏、麦冬③清金泻热而除烦，粳米、参、甘，补中化气而生津，半夏降逆而止呕也。

竹叶甘寒凉金，降逆除烦，泻热清上之佳品也。其诸主治，降气逆，止头痛，除吐血，疗发黄，润消渴，清热痰，漱齿䘌，洗脱肛。

---

① 斤　原作"两"，诸本均同，据《伤寒悬解·卷十三》、《伤寒论·辨阴阳易差后劳复病脉证并治》改。

② 升　原作"斤"，诸本均同，形近之误，据《伤寒悬解·卷十三》、《伤寒论·辨阴阳易差后劳复病脉证并治》改。

③ 麦冬　原脱，据闽本、蜀本、集成本补。

竹 茹

味甘，微寒，入手太阴肺、足阳明胃经。降逆止呕，清热除烦。

《金匮》竹皮大丸，竹茹二分，石膏二分，白薇一分（有热二分），甘草七分，桂枝一分。枣肉和丸。治产妇乳子中虚，烦乱呕逆。以乳妇产子未久，中气尚虚，遇土郁木贼之时，胃逆作呕，爰生烦乱。竹茹降浊而止呕，石膏、白薇清金而除烦，甘草、桂枝培土而达木也。

橘皮竹茹汤，方在橘皮。用之治哕逆，以其降逆而驱浊也。

竹茹甘寒之性，善扫瘀浊而除呕哕，清金敛肺，更其所长。其诸主治，除吐衄，止崩漏，治膈噎，疗肺痿。

萎 蕤

味甘，入手太阴肺经。清肺金而润燥，滋肝木而清风。

《伤寒》麻黄升麻汤，方在麻黄。用之治厥阴病，咽喉不利，吐脓血者，以金受火刑，萎蕤清金而润燥也。

萎蕤和平滋润，化气生津，解渴除烦，清金利水，益气润燥。其诸主治，止消渴，通淋涩，润皮肤，去黑黚①，疗目眦赤烂，治眼睛昏花。即玉竹。《三国志·华佗传》：以漆叶青黏散方，授弟子樊阿，谓可服食长生，青黏即玉竹也。

百 合

味甘、微苦，微寒，入手太阴肺经。凉金泻热，清肺除烦。

---

① 黚 通"黚"。面黑气也。

《金匮》百合知母汤①，百合七枚，知母二两。治百合病，发汗后者。伤寒之后，邪气传变，百脉皆病，是为百合。其证眠食俱废，吐利皆作，寒热难分，坐卧不安，口苦便赤，心烦意乱，不能指其为何经何脏之病也。然百脉之气，受之于肺，肺者，百脉之宗也，是宜清肺。其在发汗之后者，津枯而金燔，百合清肺而生津，知母凉金而泻热也。

滑石代赭汤，百合七枚，滑石三两（碎），代赭石如鸡子大。治百合病，下之后者。下败中脘之阳，土湿胃逆，肺热郁蒸。百合清肺而泻热，滑石、代赭石，渗湿而降逆也。

百合鸡子汤，百合七枚，煎汤，入鸡子黄一枚，搅匀，煎。治百合病，吐之后者。吐伤肺胃之津，金土俱燥。百合清肺热而生津，鸡子黄补脾精而润燥也。

百合地黄汤，百合七枚，生地黄汁一斤。入百合汤，煎服。大便当如漆。治百合病，不经发汗、吐、下，病形如初者。不经发汗、吐、下，而瘀热淫蒸，败浊未泄。百合清肺而泻热，生地黄汁凉泻肠胃而下垢浊也。

百合洗方，百合一斤，水一斗，渍一宿，洗身。洗后食煮饼，勿以盐。治百合病，一月不解，变成渴者。火炎金燥，则肺热不解，变而为渴。肺主皮毛，百合洗皮毛，以清肺热也。

百合滑石散，百合一两，滑石二两。为散，饮服方寸匕，日三服。微利，止服，热则除。治百合病，变发热者。湿动胃逆，肺郁生热。百合清金而泻热，滑石利水而除湿也。

---

① 百合知母汤 原作"知母百合汤"，诸本均同，据《金匮悬解·卷六》、《金匮要略·百合狐惑阴阳毒病脉证治第三》改。

百合凉金润燥，泻热消郁，消肃气分之上品。其诸主治，收涕泪，止悲伤，开喉痹，通肺痈，清肺热，疗吐血，利小便，滑大肠，调耳聋、耳痛，理胁痛、乳痛、发背诸疮。

水渍一宿，白沫出，去其水，更以泉水煎汤用。

贝 母

味苦，微寒，入手太阴肺经。清金泻热，消郁破凝。

《伤寒》二白散，方在桔梗。《金匮》当归贝母苦参丸，方在当归。并用之，以其清金而泻热也。

贝母苦寒之性，泻热凉金，降浊消痰，其力非小，然轻清而不败胃气，甚可嘉焉。其诸主治，疗喉痹，治乳痈，消瘿瘤，去翳肉，点翳障，傅疮痈，止吐衄，驱痰涎，润心肺，解燥渴，清烦热，下乳汁，除咳嗽，利水道。

白 薇

味苦、微咸，微寒，入手太阴肺、足太阳膀胱。凉金泻热，清肺除烦。

《金匮》竹皮大丸，方在竹茹。用之治乳妇中虚，烦乱呕逆。有热者，倍白薇，以其泻热而除烦也。

白薇苦寒，长于清金而除烦热，利水而通淋涩。其诸主治，通鼻塞，止血淋，清膀胱热涩，断胎产遗尿。

紫 参

味苦，微寒，入手太阴肺、手阳明大肠经。消胸中之痞结，止肺家之疼痛。

《金匮》紫参汤，紫参半斤，甘草三两。治下利肺痛。以肺与大肠，相为表里，肠陷而利作，则肺逆而痛生。而肺肠之失位，原于中气之不运，盖己土不升则庚金陷，戊土不降则辛金逆。甘草补中而培土，紫参清金而破凝，使肺肠之气，各复其升降之旧也。

泽漆汤 **方在泽漆**。用之治咳逆而脉沉者，以其清金而降逆也。

紫参苦寒，清金泻热。降冲逆而破凝塞，清咳嗽而止疼痛。金清则肺气收摄，故长于敛血，金清则肺气通调，故长于行瘀。其诸主治，止吐衄，消痈肿，利小便，滑大肠，治金疮，调血痢，破瘀血，通闭经，开胸膈积聚，散腹胁坚满。

柏 叶

味苦、辛，涩，入手太阴肺经。清金益气，敛肺止血。

《金匮》柏叶汤，**柏叶三两，干姜三两，艾三把，马通汁一升**。治吐血不止者。以中虚胃逆，肺金失敛，故吐血不止。干姜补中而降逆，柏、艾、马通，敛血而止吐也。

血生于木而摄于金，庚金不收，则下脱于便尿，辛金不降，则上溢于鼻口。柏叶秉秋金之收气，最能止血，缘其善收土湿，湿气收则金燥而自敛也。其诸主治，止吐衄，断崩漏，收便血，除尿血，傅烧灼，润须发，治历节疼痛。

柏 实

味甘、微辛，气香，入手太阴肺经。润燥除烦，降逆止喘。

《金匮》竹皮①大丸，方在竹茹。治乳妇中虚，烦乱呕逆。烦喘者，加柏实一分，以其清金降逆而止烦喘②也。

柏实清润降敛，宁神调气，善去烦躁，而止喘逆。缘其香甘入土，能行凝滞。开土郁，肺胃右行，神气下达，烦喘自定。其诸主治，安魂魄，止惊悸，润肠秘，泽发焦。

蒸，晒，炒，去皮，取仁用。

鸡 子 白

味甘，气腥，微寒，入手太阴肺经。疗咽喉之肿痛，发声音之喑哑。

《伤寒》苦酒汤③，方在苦酒。治少阴病，咽中生疮，声音不出，用之以其消肿痛而发声音也。

鸡子白秉天之清气，有金象焉，善消肿痛而利咽喉，清肺金而发声音。其诸主治，涂鼻疮，治发黄，傅肿痛，洗烧灼。鸡子黄在一卷。

猪 肤

味甘，微寒，入手太阴肺经。利咽喉而消肿痛，清心肺而除烦满。

《伤寒》猪肤汤，猪肤一斤，白蜜一斤，白粉五合。治少阴病，下利咽痛，胸满心烦者。以少阴寒水，侵侮脾胃，脾土下陷，肝脾不升，则为下利。胃土上逆，胆胃不降，相

---

① 皮 原作"茹"，诸本均同，音近之误，据本卷竹茹释文、《金匮悬解·卷二十一》、《金匮要略·妇人产后病脉证治第二十一》改。

② 喘 原作"呕"，据闽本、上文"烦喘者"改。

③ 汤 原作"方"，诸本均同，据本书卷二苦酒释文、《伤寒悬解·卷十一》、《伤寒论·辨少阴病脉证并治》改。

火刑金，则为咽痛。浊气冲塞，宫城不清，则胸满而心烦。猪肤、白蜜，清金而止痛，润燥而除烦，白粉涩滑溏而收泄利也。

肺金清凉而司皮毛，猪肤秉金气之凉肃，善于清肺。肺气清降，君相归根，则咽痛与烦满自平也。猪膏在四卷。

瓜　子

味甘，性寒，入手太阴肺、手阳明大肠经。清肺润肠，排脓决瘀。

《金匮》大黄牡丹皮汤方在大黄。用之，以其破瘀而排脓也。

瓜子仁甘寒疏利，善开壅滞而决脓血，故能治肠痈。

知　母

味苦，气寒，入手太阴肺、足太阳膀胱经。清金泻热，止渴除烦。

《伤寒》白虎汤、方在石膏。《金匮》酸枣仁汤、方在枣仁①。桂枝芍药知母汤，方在桂枝。并用之，以其清金而泻火，润燥而除烦也。

知母苦寒之性，专清心肺而除烦躁，仲景用之，以泻上焦之热也。其败脾胃而泻大肠，火衰土湿，大便不实者忌之。后世庸工，以此通治内伤诸病，滋水灭火，误人性命，至今未绝。其诸主治，泻大肠，清膀胱。

长沙药解

卷三

---

① 枣仁　原作"酸枣"，据蜀本、本书卷二"枣仁"改。

石　膏

味辛，气寒，入手太阴肺、足阳明胃经。清金而止燥渴，泻热而除烦躁。

《伤寒》白虎汤，石膏一斤，知母六两，甘草二两，粳米六两。治太阳伤寒，表解后，表有寒，里有热，渴欲饮水，脉浮滑而厥者。太阳表解之后，阴旺则汗去阳亡，而入太阴，阳旺则汗去阴亡，而入阳明，表解而见燥渴，是腑热内动，将入阳明也。阳明戊土，从庚金化气而为燥，太阴辛金，从己土化气而为湿。阳旺之家，则辛金不化己土之湿而亦化庚金之燥，胃热未发而肺燥先动，是以发渴。石膏清金而除烦，知母泻火而润燥，甘草、粳米，补中化气，生津而解渴也。

《金匮》小青龙加石膏汤，麻黄三两，桂枝三两，芍药三两，甘草二两，半夏半升，五味子半升，细辛三两，干姜二两，石膏二两。治心下有水，咳而上气，烦躁而喘，肺胀脉浮者。以水饮内阻，皮毛外阖，肺气壅遏，而生咳喘。小青龙发汗以泻水饮，石膏清热而除烦躁也。

《伤寒》大青龙汤，方在麻黄。用之治太阳中风，不汗出而烦躁者。麻杏甘石汤，方在麻黄。用之治太阳伤寒，汗下后汗出而喘，无大热者。竹叶石膏汤[①]，方在竹叶。用之治大病差后，气逆欲吐者。《金匮》越婢汤，方在麻黄。用之治风水恶风，续自汗出者。木防己汤，方在防己。用之治

---

① （麻杏甘石汤）方在麻黄……竹叶石膏汤　原脱，诸本均同，据前后文例及麻黄、竹叶释文补。

膈间支饮，其人喘满者。厚朴麻黄汤，<small>方在厚朴</small>。用之治咳而脉浮者。文蛤汤，<small>方在文蛤</small>。用之治吐后渴欲得水，而贪饮者。竹皮大丸，<small>方在竹茹</small>。用之治乳妇烦乱呕逆者。皆以其泻热而除烦也。

石膏辛凉之性，最清心肺而除烦躁，泻郁热而止燥渴。甚寒脾胃，中脘阳虚者勿服。其诸主治，疗热狂，治火嗽，止烦喘，消燥渴，收热汗，消热痰，住鼻衄，除牙痛，调口疮，理咽痛，通乳汁，平乳痈，解火灼，疗金疮。

研细，绵裹，入药煎。虚热，煅用①。

桑根白皮②

味甘、涩、辛，微寒，入手太阴肺经。清金利水，敛肺止血。

《金匮》王不留行散<small>方在王不留行</small>。用之治病金疮，以其清肺而敛血也。

桑根白皮甘辛敛涩，善泻湿气而敛营血。其诸主治，清肺火，利气喘，止吐血，断崩中，通小便，疗水肿，消痰饮，止吐泄，理金疮，傅石痈，生眉发，泽须鬓，去寸白虫，涂鹅口疮。汁搽口疮，沥搽疥疮。

三月三日采东南根，阴干百日。

旋覆花

味咸，入手太阴肺、足阳明胃经。行凝涩而断血漏，

---

① 研细……煅用　原作夹注，诸本均同，据上下文义改。
② 桑根白皮　原作"桑根皮"，诸本均同，据目录及下文"桑根白皮"改。

涤瘀浊而下气逆。

《金匮》旋覆花汤，旋覆花三两，葱白十四茎，新绛少许，煎，顿服。治妇人半产漏下。以肝脾阳虚，胎元失养，是以半产。血瘀不升，是以漏下。旋覆行血脉之瘀，葱白通经气之滞，新绛止崩而除漏也。

《伤寒》旋覆花代赭石汤，旋覆花三两，半夏半升，代赭石一两，人参二两，甘草三两，大枣十二枚，生姜五两。治伤寒汗吐下后，表证已解，心下痞硬，噫气不除者。以土虚胃逆，碍甲木下行之路，胃口痞塞，浊气不降。参、甘、大枣，补其中脘，半夏、姜、赭，降其逆气，旋覆花行其瘀浊也。

旋覆花通血脉而行瘀涩，能除漏滴，清气道而下痰饮，善止哕噫。其诸主治，逐痰饮，止呕逆，消满结，软痞硬，通血脉，消水肿。

卷四　　长沙
药解

昌邑黄元御坤载著

茯　苓

味甘，气平，入足阳明胃、足太阴脾、足少阴肾、足太阳膀胱经。利水燥土，泻饮消痰，善安悸动，最豁郁满，除汗下之烦躁，止水饮之燥渴，淋癃泄痢之神品，崩漏遗带之妙药，气鼓与水胀皆灵，反胃共噎膈俱效。功标百病，效著千方。

《伤寒》五苓散，茯苓十八铢，猪苓十八铢，泽泻一两六铢，白术十八铢，桂枝半两。治太阳中风，内有水气，渴欲饮水，水入则吐者。以宿水停留，因表郁而内动，阻隔三阳，不得下行，是以渴欲饮水。而以水投水，又复不受，是以水入则吐。茯、猪、术、泽，泻水而燥土，桂枝行经而发表也。治太阳伤寒，汗后脉浮，小便不利，热微消渴者。以汗泄脾阳，己土湿陷，乙木抑遏，不能疏泄水道，故小便不利。木郁风生，肺津伤耗，是以消渴。茯、猪、术、泽，泻湿而生津液，桂枝达木以行疏泄也。

《金匮》小①半夏加茯苓汤，半夏一升，生姜半斤，茯苓四两。治饮家水停心下，先渴后呕。饮家水停心下，土湿津凝，必作燥渴。而再得新水，愈难消受，是以呕吐。苓、姜、半夏，降浊阴而泻水饮也。

茯苓泽泻汤，茯苓八两，泽泻四两，白术三两，甘草二两，桂枝二两，生姜四两。治反胃呕吐，渴欲饮水者。以土湿木郁，抑塞不升，下窍闭结，浊阴无降泄之路，胆胃俱逆，是以呕吐。桂枝达木郁而升陷，生姜利胃壅而降逆，术、甘，补土而生津，苓、泽，泻水而去湿也。

《外台》茯苓饮，茯苓三两，人参三两，白术三两，枳实三两，橘皮二两半，生姜四两。治心胸中停痰宿水，吐出水后，心胸间虚满，不能食者。心胸阳位，而痰水停宿，全缘中焦土湿。宿水虽吐，停痰尚在，而其中脘不旺，一吐之后，胃土上逆，浊气壅塞，是以虚满，不能下食。参、术、茯苓，补中而燥土，枳、橘、生姜，降浊而消满也。

《伤寒》桂枝去桂加茯苓白术汤，芍药二两，甘草二两，生姜三两，大枣十二枚，茯苓三两，白术三两。治太阳伤寒，汗出不解，头疼发热无汗，心下满痛，小便不利。以汗后亡阳，水泛土湿，胃气上逆，则心下满痛，脾气下陷，则小便不利，苓、术燥土泻水而消满也。

小青龙汤，方在麻黄。治太阳伤寒，心下有水气，小便不利，少腹满者，去麻黄，加茯苓四两。《金匮》黄芪建中

---

① 小 原脱，诸本均同，据《金匮悬解·卷十四》、《金匮要略·痰饮咳嗽病脉证并治第十二》补。

汤，*方在黄芪*。治虚劳里急，腹满者，去大枣，加茯苓一两半。缘土湿木郁，两气壅塞，而生痞满，茯苓泻湿，满自消也。

《伤寒》苓桂术甘汤，*茯苓四两，桂枝二两，白术二两，甘草二两*。治太阳伤寒，吐下之后，心下逆满，气上冲胸，起则头眩，又复发汗动经，身为振振摇者。吐下泻其脏中之阳，风木动于脏，而气上冲胸膈，复汗以泻其经中之阳，风木动于经，则身体振摇，缘水泛土湿，而木气郁动也。桂枝疏木而达郁，术、甘、茯苓，培土而泻水也。

真武汤，*茯苓三两，白术二两，附子一枚，芍药二两，生姜三两*。治少阴①病，内有水气，腹②痛下利，小便不利，四肢沉重疼痛，或呕者。以水泛土湿，风木郁遏，不能疏泄水道，故小便不利。木郁贼土，脾陷胃逆，故腹痛呕利。营血寒涩，不能行经络而充肢节，故四肢沉重疼痛。附子温癸水之寒，芍药清乙木之风，生姜降浊而止呕，苓、术，燥土而泻湿也。治太阳中风，服大青龙汤，汗后亡阳，手足厥逆，筋惕肉瞤者。以阳亡土败，寒水大发，风木失温，郁动不宁，故手足厥冷而筋肉振动。芍药敛风木之摇荡，苓、术、附子，温补火土而泻寒水也。治太阳伤寒，汗出不解，发热头眩，心下悸，身瞤动，振振欲擗地者。以汗后亡阳，水寒土湿，风木郁动，身体战摇。芍药清风木之

① 阴 原作"阳"，诸本均同，形近之误，据《伤寒悬解·卷十一》、《伤寒论·辨少阴病脉证并治》、真武汤治证改。

② 腹 原作"肠"，形近之误，据蜀本、集成本、《伤寒悬解·卷十一》、《伤寒论·辨少阴病脉证并治》、下文"故腹痛吐利"改。

振撼，苓、术、附子，温补火土而泻寒水也。

苓桂甘枣①汤，茯苓半斤，桂枝四两，甘草二两，大枣十五枚。治汗后脐下悸动，欲作奔豚。风木郁动，是生振悸。心下悸者，枝叶之不宁，脐下悸者，根本之不安。脐下振悸，根本撼摇，则奔豚作矣。因于水旺土崩，而根本失培也。甘、枣，补脾精以滋风木，桂枝达木郁而安动摇，茯苓泻水而燥土也。

《金匮》：假令瘦人，脐下有悸，吐涎水而颠眩，此水也，五苓散主之。理中丸方在人参。治霍乱吐利，若脐下筑者，肾气动也，去术，加桂四两，悸者，加茯苓二两。《伤寒》小柴胡汤，方在柴胡。治少阳伤寒。心下悸，小便不利者，去黄芩，加茯苓。盖悸者，木也，所以致木之悸者，水也。缓则悸于心下，急则悸于脐间。脐下之悸，用桂枝以疏木，心下之悸，用茯苓以泻水，缓急之不同故也。

茯苓四逆汤，茯苓四两，甘草二两，人参一两，干姜一两，附子一两。治汗下之后，病仍不解，烦躁者。以汗下亡阳，土败水发，阳气拔根，扰乱无归，故生烦躁。参、甘、姜、附，温补火土，茯苓泻其水邪也。

火位于上，水位于下，水寒而下润，火热而上炎。人之生也，火水必交，交则火胎于坎而水不寒，水孕于离而火不炎。水火相交，爰生湿气，土位在中，是以性湿。火燥水湿，自然之性。土生于火，而土之湿气，实化于水。

---

① 枣　原作"草"，诸本均同，音近之误，据《伤寒悬解·卷四》、《伤寒论·辨太阳病脉证并治中》改。

水火之交，全赖乎土，己土左旋，坎阳东升而化火，戊土右转，离阴西降而化水。水火互根，寒热交济，则胃不偏燥而脾不偏湿，阴阳和平，是以无病。

物不能有盛而无衰，火盛则土燥，水盛则土湿。水不胜火，则湿不胜燥，然丁癸同宫，丁火不能敌癸水之寒，戊己并列，而戊土何能敌己土之湿！人之衰也，火消而水长，燥减而湿增，其大凡也。

土湿不运，升降倒行，水木下陷而寒生，火金上逆而热作，百病之来，莫不以此。自此以往，阳火渐亏，阴水渐盛。火复而土生则人存，水盛而土崩则人亡，是以仲景垂教，以少阴之负趺阳者为顺。土胜为顺，水胜为逆，古之圣人，燥土而制水，后之庸工，滋水而伐土，上智之与下愚，何其相远也！

土燥之病，伤寒惟阳明有之，而湿居其半，他经已不少睹①，内伤杂病之中，那复有此！后世庸工，开滋阴补水之门，而医如萧斧②，人若朝菌③矣。凡内伤诸病，如气鼓水胀，咳嗽痰饮，泄利淋浊，吐衄崩漏，痕疝带下，黄疸消渴，中风颠狂，惊悸遗精，反胃噎膈，泄秽吞酸，骨蒸毛热，闭经绝产，霍乱腹痛，伤风齁喘，种种幻怪，百出不穷，究其根原，悉缘土湿。茯苓泻水燥土，冲和淡荡，百病皆宜，至为良药，道家称其有延年之功，信非过也。

----

① 不少睹　不，反语词。"不少睹"，很少见也。
② 萧斧　芟艾之斧也。
③ 朝菌　菌类植物，朝生暮死。在此借喻生命极短。

长沙药解　卷四

庸工用乳制，最缪不通！

猪　苓

味甘，气平，入足少阴肾、足太阳膀胱经。利水燥土，泻饮消痰，开汗孔而泻湿，清膀胱而通淋，带浊可断，鼓胀能消。

《伤寒》猪苓汤，猪苓一两，茯苓一两，泽泻一两，滑石一两，阿胶一两。治阳明伤寒，脉浮发热，渴欲饮水，小便不利者。阳明之证，有燥有湿，阳明旺而太阴虚，则燥胜其湿，太阴旺而阳明虚，则湿胜其燥。己土湿陷，乙木抑遏，不能疏泄水道，则小便不利。木郁风动，肺津伤耗，则渴欲饮水。风气飘扬，而表寒未解，则脉浮发热。猪、茯、滑、泽，燥己土而泻湿，阿胶滋乙木而清风也。治少阳病，下利，咳而呕渴，心烦不得眠者。以水旺土湿，风木郁陷，下克己土，疏泄不藏则为利，风燥亡津则为渴。乙木陷而甲木逆，上克戊土，浊气逆冲，则为咳呕，相火上炎，则心烦，不得眠睡。猪、茯、泽、滑，渗癸水而泻湿，阿胶滋乙木而清风也。

《金匮》猪苓散，猪苓，泽泻、白术等分。为散。治病在膈上，呕吐之后，而思水者。痰饮内阻，多见渴证，而投以新水，益复难容，故随饮而即吐。呕伤津液，应当作渴，而水停心下，则反不渴，是以先渴而即呕者，必有支饮。若饮在膈上，吐后而思饮者，是饮去而津伤，为欲解也，此当急与之水，以救其渴。但其平日阳衰土湿，而后饮停膈上，宿水方去，又得新水，而土湿如前，不能蒸水化气，则新水又停矣，是当泻湿而生津。泽、苓泻水而去湿，白术燥土而生津也。

猪苓渗利泻水，较之茯苓更捷。但水之为性，非土木条达，不能独行。猪苓散之利水，有白术之燥湿土也，猪苓汤之利水，有阿胶之清风木也，五苓之利水，有白术之燥土，桂枝之达木也，八味之利水，有桂枝之达木，地黄之清风也。若徒求利于猪、茯、滑、泽之辈，恐难奏奇功耳。

去皮用。

泽 泻

味咸，微寒，入足少阴肾、足太阳膀胱经。燥土泻湿，利水通淋，除饮家之眩冒，疗湿病之燥渴，气鼓水胀皆灵，膈噎反胃俱效。

《金匮》泽泻汤，泽泻五两，白术二两。治心下有支饮，其人苦冒眩者。以饮在心下，阻隔阳气下降之路，阳不根阴，升浮旋转，故神气昏冒而眩晕。此缘土湿不能制水，故支饮上泛，泽泻泻其水，白术燥其土也。

泽泻咸寒渗利，走水府而开闭癃，较之二苓淡渗，更为迅速。五苓、八味、茯苓、泽泻、当归、芍药诸方皆用之，取其下达之速，善决水窦，以泻土湿也。

葵 子

味甘，微寒，性滑，入足太阳膀胱经。滑窍而开癃闭，利水而泻膀胱。

《金匮》葵子茯苓散，葵子一升，茯苓三两。为末，饮服方寸匕。治妊娠有水气，身重，小便不利，洒淅恶寒，起即头眩。以阳衰土湿，乙木下郁，不能行水，故身重而小便不利。木郁阳陷，是以恶寒。停水瘀阻，阳气浮荡，不能下根，故起则头眩。葵子滑窍而利水，茯苓泻满而渗湿。

妊娠胎气胀满，脾胃不运，积水郁遏，颇难疏决。葵子寒滑通利，善于开窍而行水，以茯苓泻其满，葵子滑其窍，满消而窍利，然后奔注而下。长于滑胎通乳，消散初起奶痛，以其泻湿燥土，滑利经脉之壅塞也。

瞿 麦

味苦，微寒，入足厥阴肝、足太阳膀胱经。利水而开癃闭，泻热而清膀胱。

《金匮》栝蒌瞿麦丸方在栝蒌。用之，治内有水气，渴而小便不利者，以其通水道而利小便也。又能行血。鳖甲煎丸方在鳖甲。用之，以清湿热而破血积也。

瞿麦渗利疏通，善行血梗而达木郁，木达而疏泄之令畅，故长于利水。其他主治，清血淋，通经闭，决痈脓，落胎妊，破血块，消骨鲠，出竹刺，拔箭镞，皆其疏决开宕①之力也。

蒲 灰

味咸，微寒，入足太阳膀胱经。开膀胱之闭，泻皮肤之水。

《金匮》蒲灰散，蒲灰半斤，滑石二斤。为散，饮服方寸匕，日三服。治小便不利。以水泛土湿，木郁生热，不能行水。热传己土，而入膀胱，膀胱热涩，小便不利。蒲灰咸寒而开闭涩，滑石淡渗而泻湿热也。

---

① 宕 通"荡"。

蒲灰咸寒，直走膀胱，而清热涩，利水至捷。

通 草

味辛，入足厥阴肝、手少阴心、足太阳膀胱经。行血脉之瘀涩，利水道之淋癃。

《伤寒》当归四逆汤方在当归。用之治厥阴病，手足厥冷，脉细欲绝，以其通经络而开结涩也。

通草疏利壅塞，开通隧道，善下乳汁，而通月水，故能治经络结涩，性尤长于泻水。其诸主治，通经闭，下乳汁，疗黄疸，消水肿，开淋涩，消痈疽，利鼻痈，除心烦。

石 韦

味苦，入足太阳膀胱经。清金泻热，利水开癃。

《金匮》鳖甲煎丸方在鳖甲。用之治疟日久，结为癥瘕，以其泻水而消瘀也。

石韦清肺除烦，利水泻湿，专治淋涩之证，并疗崩漏金疮，发背痈肿。

茵 陈 蒿

味苦，微寒，入足太阴脾、足太阳膀胱经。利水道而泻湿淫，消瘀热而退黄疸。

《伤寒》茵陈蒿汤，茵陈蒿六两，栀子十四枚（劈），大黄二两。治太阴病，身黄腹满，小便不利者。以己土湿陷，木郁热生，湿①热传于膀胱，水窍不开，淫溢经络，郁蒸而发黄色。茵陈利水而除湿，栀子、大黄，泻热而消瘀也。

---

① 湿　原作"温"，据蜀本、集成本、上文"己土湿陷，木郁热生"改。

《金匮》茵陈五苓散，茵陈蒿末十分，五苓散五分。治病黄疸，茵陈行经而泻湿，五苓利水而开癃也。

茵陈通达经络，渗泻膀胱，性专去湿，故治发黄，并浴疮疥瘙痒之疾。

连　翘

味苦，性凉，入足太阴脾、足太阳膀胱经。清丁火而退热，利壬水而泻湿。

《伤寒》麻黄连翘赤小豆汤，麻黄二两，生姜二两，甘草一两，大枣十二枚，生梓白皮一斤，杏仁四十枚，连翘二两，赤小豆一升。治太阴伤寒，瘀热在里，身必发黄。以太阴湿旺，胃土贼于甲木，肺金刑于相火，木火郁遏，湿化为热，则发黄色。缘肺热则水道不利，湿无泄路，木主五色，入土而化黄也。甘、枣、生姜，补土和中，麻黄泻皮毛之郁，杏仁降肺气之逆，生梓白皮清相火而疏木，连翘、小豆，泻湿热而利水也。

连翘清心泻火，利水开癃，善除郁热之证，尤能行血通经，凉营散结，疗痈疽瘰疬之病，擅消肿排脓之长。

泽　漆

味苦，微寒，入足太阳膀胱经。专行水饮，善止咳嗽。

《金匮》泽漆汤，泽漆三升，半夏半升，白前五两，紫参五两，黄芩三两，人参三两，甘草三两，桂枝三两，生姜五两。治咳而脉沉者。火浮水沉，自然之性，其脉见沉，是有里水。水邪阻格，肺气不降，金受火刑，是以作咳。人参、甘草，补中而培土，生姜、半夏，降逆而驱浊，紫参、白前，清金而破壅，桂枝、黄芩，疏木而泻火，泽漆行其水积也。

泽漆苦寒之性，长于泻水，故能治痰饮阻格之咳。

入药用长流水煎。

赤 小 豆

味甘，入手太阳小肠、足太阳膀胱经。利水而泻湿热，止血而消痈肿。

《金匮》赤小豆当归散，赤小豆三升，当归十两。为散，浆水服方寸匕，日三服。治狐惑脓成，脉数心烦，默默欲卧，目赤眦青，汗出能食。以湿旺木郁，郁而生热，湿热淫蒸，肉腐脓化。赤小豆利水而泻湿热，当归养血而排脓秽也。又治先血后便者。以土湿木遏，郁而生风，疏泄不藏，以致便血。其下在大便之先者，是缘肝血之陷漏，其来近也。赤小豆利水而泻湿热，当归养血而清风木也。

《伤寒》瓜蒂散方在瓜蒂。用之治胸有寒痰，心中痞硬，气冲咽喉，以其涤胸中之湿淫也。

麻黄连翘赤小豆汤方在连翘。用之治太阴病，瘀热在里，身必发黄，以其泻经络之湿邪也。

赤小豆利水泻湿，行郁退热，安胎下乳，善治一切痈肿，及诸下血之病。

浸令毛出，曝干用。

防 己

味苦、辛，性寒，入足太阴脾、足太阳膀胱经。泻经络之湿邪，逐脏腑之水气。

《金匮》防己黄芪汤①，防己一两，黄芪一两，甘草五钱，白术七钱五分，生姜四两，大枣三枚。服后当如虫行皮中，从腰以下如水上下，绕被，温令有微汗，差。治风湿脉浮身重，汗出恶风。以汗出当风，开其皮毛，汗液郁遏，不得外泄，浸淫经络，是谓风湿。病在经络，是以脉浮。湿性沉着，是以身重。风性疏泄，是以汗出恶风。术、甘，燥土而补中，黄芪益卫以发表，防己泻腠理之湿邪也。

防己茯苓汤，防己三两，茯苓六两，黄芪三两，桂枝三两，甘草二两。治皮水为病，四肢肿者。水在皮肤，是谓皮水。四肢秉气于脾胃，缘土旺于四季也，水邪侮土，不能行气于四肢，故四肢作肿，聂聂动摇。甘草补土，黄芪、桂枝宣营卫之郁，防己、茯苓泻皮肤之水也。

己椒苈黄丸，防己一两，椒目一两，葶苈一两，大黄一两。蜜丸，如梧子大，食前服一丸，日三服②。治肠间有水气，腹满，口舌干燥者。水在肠间，阻遏中气，升降不行，是以腹满。防己、椒目，泻湿而行水，葶苈、大黄，浚流而决壅也。

木防己汤，木防己三两，石膏如鸡子大③，人参四两，桂枝二两。治膈间支饮，其人喘满，心下痞坚，面色黧黑，脉沉紧者。以土湿胃逆，不能行水，故饮食停于胸膈。胃逆而

---

① 防己黄芪汤 作原"黄芪防己汤"，诸本均同，据《金匮悬解·卷四》、《金匮要略·痉湿暍病脉证治第二》改。

② 服 原脱，据闽本、蜀本、集成本、《金匮悬解·卷十四》、《金匮要略·痰饮咳嗽病脉证并治第十二》补。

③ 如鸡子大 诸本均同，《金匮悬解·卷十四》、《金匮要略·痰饮咳嗽病脉证并治第十二》均作"如鸡子大十二枚"，可参。

阻胆经之降路，故心下痞坚。胃逆而阻肺气之降路，故胸中喘满。人参、桂枝，补中而疏木，防己、石膏，泻水而清金也。

汉防己泻经络之湿淫，木防己泻脏腑之水邪。凡痰饮内停，湿邪外郁，皮肤黑黄，膀胱热涩，手足挛急，关节肿痛之证，悉宜防己。

海　藻

味咸，性寒，入足少阴肾、足太阳膀胱经。利水而泻痰，软坚而消痞。

《伤寒》牡蛎泽泻散[①]方在牡蛎。用之，治大病差后，从腰以下有水气者，以其利水而清热涩也。

海藻咸寒下行，走膀胱而通水道，善疗奔豚脚气，气鼓水胀之疾，而软坚化痞，尤为擅长，且凡瘿瘤瘰疬，溃疝癥瘕，一切痈肿坚顽之病皆医。

商　陆　根

味苦、辛、酸，入足太阳膀胱经。专泻水饮，善消肿胀。

《伤寒》牡蛎泽泻散方在牡蛎。用之治大病差后，从腰以下有水气者，以其泻水而开闭癃也。

商陆根酸苦涌泄，专于利水，功力迅急，与芫、遂、大戟相同，得水更烈。善治水气肿胀之病，神效非常，兼

---

① 《伤寒》牡蛎泽泻散　原作"《金匮》牡蛎泽泻散"，诸本均同，此方《金匮要略》、《金匮悬解》均不载，载于《伤寒悬解·卷十三》、《伤寒论·辨阴阳易差后劳复病脉证并治》，据改。

疗痈肿疬癖诸证。

赤者大毒，用白者。鲜根捣汁，服后勿饮水。

葶 苈

味苦、辛，性寒，入足太阳膀胱经。破滞气而定喘，泻停水而宁嗽。

《金匮》葶苈大枣泻肺汤，葶苈捣丸如弹子大，大枣十二枚。治支饮，喘不得息。饮阻肺金下降之路，肺气壅碍，喘不得息。大枣补脾精而保中气，葶苈泻肺壅而决支饮也。又治肺痈，喘不得卧者。以土湿胃逆，浊气痞塞，腐败瘀蒸，化而为脓。肺气阻格，喘不得卧。大枣补脾精而保中气，葶苈破肺壅而排脓秽也。

《伤寒》大陷胸丸方在大黄。用之治太阳结胸，以其开痹塞而泻痰饮也。

葶苈苦寒迅利，行气泻水，决壅塞而排痰饮，破凝瘀而通经脉。凡停痰宿水、嗽喘肿胀之病，甚奏奇功。月闭经阻，夜热毛蒸之疾，亦有捷效。

芫 花

味苦、辛，入足太阳膀胱经。性专泻水，力能止利。

《伤寒》小青龙汤，方在麻黄。治太阳伤寒，心下有水气。若微利者，去麻黄，加芫花如鸡子大，熬令赤色。水旺土湿则利作，芫花泻水而止利也。

《金匮》十枣汤方在大枣。用之治心胁痞痛，下利呕逆者，治悬饮内痛，脉沉而弦者，以其破壅塞而泻饮也。

芫花破气泻水，逐饮涤痰，止喘嗽而化疝瘕，消痈肿而平疮疥，善杀虫鱼，妙枯瘤痔，牙痛、头秃之病，皆有奇功。

甘　遂

味苦，性寒，入足太阳膀胱经。善泻积水，能驱宿物。

《金匮》甘遂半夏汤，甘遂大者二枚，半夏十二枚，芍药五枚，甘草指大一枚。水二升，煮半升，入蜜半斤，煎八合，顿服。治留饮欲去，心下坚满，脉伏，自利反快者。心下坚满，脉气沉伏，是有留饮。忽而自利反快，是水饮下行，渍于肠胃也。甘遂、半夏，泻水而涤饮，甘草、芍药，培土而泻木，蜂蜜滑大肠而行水也。

《伤寒》大陷胸汤方在大黄。用之治结胸热实，烦躁懊憹者。十枣汤方在大枣。用之治心胁痞痛，下利呕逆者，治悬饮内痛，脉沉而弦者。大黄甘遂汤方在大黄。用之治水与血结在血室者，皆以其破壅而泻痰饮也。

甘遂苦寒迅利，专决积水，凡宿痰留饮，经腑停瘀，皮肤肿胀，便尿阻涩之证，一泻而下，其力甚捷，并下癥瘕积聚，一切陈菀之物。

大　戟

味苦，性寒，入足太阳膀胱经。泻水饮之停留，通经脉之瘀涩。

《金匮》十枣汤方在大枣。用之治心胁痞痛，下利呕逆者，治悬饮内痛，脉沉而弦者，以其破结而驱饮也。

大戟破气泻水，兼化老血癥瘀，通经脉结闭，散颈腋痛肿，洗脚气肿痛之病，胥有捷效。

长沙药解

卷四

滑 石

味苦，微寒，入足太阳膀胱经。清膀胱之湿热，通水道之淋涩。

《金匮》滑石白鱼散，滑石一斤，白鱼一斤，乱发一斤。为散，饮服方寸匕。治小便不利。以膀胱湿热，水道不通。滑石渗湿而泻热，白鱼、发灰，利水而开癃也。

滑石代赭汤，滑石三两，代赭石如鸡子大，百合七枚。治百合病，下后者。下伤中气，湿动胃逆，肺郁生热。滑石利水而泻湿，百合、代赭，清金而降逆也。

《伤寒》猪苓汤方在茯苓。用之治脉浮发热，渴欲饮水，小便不利者，以其渗膀胱而泻湿热也。《金匮》蒲灰散方在蒲灰。用之治皮水为病，四肢肿满者，以其泻经络之水也。治小便不利者，以其泻膀胱之湿也。百合滑石散方在百合。用之治百合病，变发热，以其利水而泻湿也。

滑石甘寒，渗泻水湿，滑窍隧而开凝郁，清膀胱而通淋涩，善治黄疸，水肿，前阴闭癃之证。

戎 盐

味咸，微寒，入足太阳膀胱经。清膀胱而泻热，开癃闭而利水。

《金匮》茯苓戎盐汤，茯苓半斤，戎盐弹丸大，白术二两。治小便不利。以其土湿，则水道不利。术[①]、苓，燥土而泻湿，戎盐利水而泻热也。

戎盐咸寒之性，直走膀胱，而清痰热，长于利水。其

---

① 术　原作"茯"，诸本均同，音近之误，据上下文义改。

他主治，能止吐血、尿血、齿舌诸血，以咸走血而性清降也。

味咸而甘，入药殊胜食盐之苦①，即青盐也。

硝　石

味咸、苦，性寒，入足太阳膀胱、足太阴脾经。清己土而退热，利壬水而泻湿。

《金匮》硝矾散，硝石、矾石等分。为散，大麦粥汁合服方寸匕。病从大小便去，大便黑，小便黄。治女劳黑疸，日晡发热，而反恶寒，足下热，膀胱急，少腹满，其腹如水状，身尽黄，额上黑，因作黑疸，大便黑，时溏。以女劳泄其肾阳，久而水寒土湿，乙木遏陷，郁生下热，攻逼己土，己土受之，湿亦化热，以其湿热传于膀胱，而木郁不能疏泄，故小便黄涩而不利。一感风邪，泄其卫气，卫气愈泄而愈敛，皮毛遂闭，膀胱瘀热，下不能泄而表不能达，因而淫溢经络，熏蒸肌肤，而发黄色。乙木陷于壬水，积郁莫散，则少腹胀满而膀胱迫急。日晡土旺之时，湿盛热发而木郁阳陷，故足下常热而身反恶寒。太阳膀胱之经，自目之内眦上额交颠，经气上逆，故额见黑色。久而土负水胜，黄化而黑，因成黑疸。谷渣不从土化而从水化，因而大便亦黑。水从脾胃而侮土，则大便黑。土传膀胱而克水，则小便黄。总之，皆由于木邪，以肝主五色，入肾为黑，入脾为黄也。硝石咸苦，清热瘀而泻木，矾石酸涩，收湿淫而泻水也。

---

① 苦　即大咸。

水中土木之郁，泄于小便，故其色黄，土中水木之郁，泄于大便，故其色黑。黑疸水陆瘀涩，隧路梗阻，硝石咸寒之性，直达下脘，利水路而泄谷道，合之矾石涤荡菀陈，注于二便，腐败扫除，正气清通。继以补中养火之剂，垂尽之命，可以再延也。

大黄硝石汤，方在大黄。治黄疸腹满，小便不利，用之以清膀胱之湿热也。

硝石，扫地霜熬成，在上者，锋芒细白，是谓芒硝，水底成块者，谓之硝石。其性重浊下行，善于利水泻热，消瘀化腐，故能医黄疸之疾。

芒 硝

味咸、苦、辛，性寒，入手少阴心、足太阳膀胱经。泻火而退燔蒸，利水而通淋沥。

《伤寒》柴胡加芒硝汤，柴胡半斤，黄芩三两，半夏半升，人参三两，甘草三两，大枣十二枚，生姜三两，芒硝六两。治少阳伤寒，十三日不解，胸胁满而呕，日晡所发潮热，已而微利者。伤寒之证，六日经尽当解，自能汗愈。迟者，十二日再经解矣。若十三日不解，已过再经之期，此非入脏，即是入腑，必不在经中也。其胸胁痞满，而作呕吐，是少阳经证。日晡所发潮热，已而微利者，是阳明腑证。以少阳之经，循胸胁而走足，经病而侵胃腑，胃腑被逼，逆而上行，阻格少阳下降之路，二气壅塞，故胸胁痞满。胃腑郁迫，故水谷莫容，而生呕利。少阳以甲木而化相火，传于戊土，则胃腑生热。阳明以戊土而化燥金，日晡土金旺相①之时，故腑热应期，发如潮信。经腑双病，此本大柴胡证，外解其经而内下其腑，一定之法。乃已曾用丸药下过，缓不及事，而又遗其经证，是以犹见微利。宜先以小柴胡解其经病，后以柴胡而加芒硝，清其腑热，缘已服丸药，无须用大黄也。

《金匮》木防己去石膏加茯苓芒硝汤，木防己三两，人参四两，桂枝二两，茯苓四两，芒硝三合。治支饮在胸，喘满，心下痞坚，面黧黑，脉沉，服木防己汤，三日复发，复与不愈者。以土湿木郁，而生下热，去石膏之清上，加茯苓以泻湿，芒硝以清热也。

《伤寒》大承气汤方在大黄。用之治阳明病，胃热便难，所以泻阳明之燥热也。大陷胸汤方在大黄。用之治太阳病结胸，所以泻胸膈之湿热也。《金匮》大黄牡丹皮汤方在大黄。用之治肠痈脓成，脉洪数者，所以泻肠中之瘀热也。

芒硝咸苦大寒，下清血分，泻火救焚，软坚破积，利水道而通淋涩，利谷道而开结闭。结热瘀蒸，非此不退，宿痰老血，非此不消，寒泻之力，诸药不及。

赤 硝

味咸、苦，入足厥阴肝、足太阳膀胱经。软坚破积，化癖消癥。

《金匮》鳖甲煎丸方在鳖甲。用之治久疟，结为癥瘕，以其破瘀而消癥也。

---

① 旺相　得时也。

赤硝即朴硝之赤者，凡斥[1]卤之地，咸水之旁，咸气浸淫，土上生霜，有白、有赤、有黄。《本草》所谓清白者佳，黄者伤人，赤者杀人，性烈故也。其清热软坚，消块化积，亦同诸硝，而迅利过之。

矾　石

味酸，性涩，微寒，入足太阴脾、足太阳膀胱经。善收湿淫，最化瘀浊，黑疸可消，白带能除。

《金匮》矾石丸，矾石三分（烧），杏仁一分。炼蜜丸，枣核大，内脏中。治妇人带下，经水闭不利，脏坚癖不止，中有干血，下白物。以干血结瘀，脏中癖硬，阻碍经脉下行之路，以致经水闭涩不利。血瘀因于木陷，木陷因于土湿，湿土遏抑，木气不达，故经水不利。木陷于水，愈郁而愈欲泄，癸水不能封蛰，精液溢流，故下白物。矾石化败血而消癖硬，收湿淫而敛精液，杏仁破其郁陷之滞气也。

硝矾散，方在硝石。治女劳黑疸，以其燥湿而利水也。

《千金》矾石汤[2]，矾石二两，浆水一斗五升，煎，浸脚气。治脚气冲心，以其燥湿也。

矾石酸涩燥烈，最收湿气，而化瘀腐，善吐下老痰宿饮。缘痰涎凝结，黏滞于上下窍隧之间，牢不可动，矾石搜罗而扫荡之，离根失据，脏腑不容，高者自吐，低者自下，实非吐下之物也。其善治痈疽者，以中气未败，痈疽

---

① 斥　地咸卤曰斥。

② 汤　原作“丸”，诸本均同，据《金匮悬解·卷三》、《金匮要略·中风历节病脉证并治第五》及方后之“煎，浸脚气”改。

外发，肉腐脓泄而新肌生长，自无余事。阳衰土湿，中气颓败，痈疽不能外发，内陷而伤腑脏，是以死也。矾石收脏腑之水湿，土燥而气达，是以愈也。

煅枯，研细用。

云 母

味甘，入足少阳胆、足太阳膀胱经。利水泻湿，消痰除疟。

《金匮》蜀漆散方在蜀漆。用之治牝疟多寒，以其泻湿而行痰也。

疟以寒湿之邪，结于少阳之经，与淋痢之证，皆缘土湿而阳陷。云母泻湿行痰，故治牝疟而除淋痢。

白 鱼

味甘，入足太阳膀胱经。善行水道，最通淋涩。

《金匮》滑石白鱼散方在滑石。用之治小便不利，以其利水也。

文 蛤

味咸，微寒，入手太阴肺、足太阳膀胱经。清金除烦，利水泻湿。

《伤寒》文蛤散，文蛤。为散，沸汤和服方寸匕。治太阳中风，应以汗解，反以冷水噀灌，经热被却而不得去，弥更益烦，肉上起粟，意欲饮水，反不渴者。表病不以汗解，反以冷水闭其皮毛，经热莫泄，烦躁弥增。卫郁欲发，升于汗孔，冲突皮肤，凝起如粟。烦热郁隆，意欲饮水，而热在经络，非在脏腑，则反不觉渴。是其己土必当湿旺，若使非湿，表郁燥动，未有不渴者。文蛤除烦而泻湿也。《金匮》治渴欲饮水不止者。以湿土堙郁，乙木不得升泄，则膀胱热癃，辛金不得降敛，则胸膈烦渴。文蛤清金而泻水也。

文蛤汤，文蛤五两，石膏五两，生姜三两，杏仁五十枚，麻黄三两，甘草三两，大枣十二枚。温服一升，汗出即愈。治吐后渴欲得水，而贪饮者。以水饮既吐，胃气上逆，肺金格郁，刑于相火，是以渴而贪饮。甘草、大枣，补土而益精，石膏、文蛤，清金而泻湿，杏、姜，破壅而降逆，麻黄发表而达郁也。

文蛤咸寒，清金利水，解渴除烦，化痰止嗽，软坚消痞，是其所长。兼医痔疮鼠瘘，胸痹腰疼，鼻口疳蚀，便溺血脱之证。

煅粉，研细用。

鸡 屎 白

微寒，入足太阳膀胱经。利水而泻湿，达木而舒筋。

《金匮》鸡屎白散，鸡屎白。为散，水服方寸匕。治转筋为病，臂①脚②直，脉上下，微弦，转筋入腹。筋司于肝，水寒土湿，肝木不舒，筋脉挛缩，则病转筋。鸡屎白利水道而泻湿寒，则木达而筋舒也。

《素问·腹中论》：有病心腹满，旦食则不能暮食，名

---

① 臂　原作"背"，诸本均同，形近音近之误，据《金匮悬解·卷十八》、《金匮要略·趺蹶手指臂肿转筋阴狐疝蛔虫病脉证并治第十九》改。
② 脚　腿也。

为鼓胀。治之以鸡矢醴，一剂知，二剂已。

其性神于泻水，一切淋痢黄疸之证皆医。兼能化瘀破结，善磨癥痕而消痈肿，傅瘰疬而涂鼠瘘。

白鸡者良，腊月收之。

猪　膏

味甘，微寒，入足太阳膀胱经。利水泻湿，滑窍行瘀。

《金匮》猪膏发煎，猪膏半斤，乱发鸡子大三枚。膏中煎之，发消药成，分，再服。病从小便去。治诸黄。以土湿木陷，郁生下热，传于膀胱。膀胱闭癃，湿热熏蒸，随经逆上，侵于肌肤，则病黄疸。猪膏利水而清热，发灰泻湿而消瘀也。又治妇人阴吹。以土湿木陷，谷道郁塞，胃中浊气，不得后泄，故自前窍，喧吹而下。猪膏利水而滑大肠，发灰泻湿而通膀胱也。

猪膏利水滑肠，善通大小二便，治水肿、带下之证。

乱　发

味苦，入足太阳膀胱、足厥阴肝经。利水通淋，泻湿行瘀。

《金匮》猪膏发煎方在猪膏。用之治诸黄疸，及女子阴吹，以其泻湿而行滞也。滑石白鱼散方在滑石。用之治小便不利，以其利水而通淋也。

发灰长于利水而善行血瘀，能止上下九窍之血，消一切痈肿，通女子经闭。童女发灰，治梦遗最神。

烧灰存性，研细用。

长沙药解

卷四

人　尿

味咸，气臊，性寒，入手少阴心经。清心泻火，退热除烦。

《伤寒》白通加猪胆汁汤方在猪胆汁。用之治少阴病，下利，厥逆无脉，干呕烦者。以手足少阴，水火同居，少阴经病，水火不交，癸水下旺，丁火上炎，是以烦生。猪胆汁清相火而止呕，人尿清君火而除烦也。

水曰润下，润下作咸。水入膀胱，下从寒水化气，是以咸寒而清火，除烦而泻热。性能止血，而寒泻脾阳，不宜中虚家。

用童子小便清白者。

裈　裆　灰

味苦，入足少阴肾、足太阳膀胱经。泻壬水之湿寒，疗阴阳之交易。

《伤寒》烧裈散，中裈近隐处剪烧灰，阴阳水服方寸匕，日三服，小便即利，阴头微肿则愈。男用女者，女用男者。治伤寒阴阳易病。身体重，少气，少腹满，里急，或阴中筋挛，热上冲胸，头重不能举，眼中生花，膝胫拘急者。以伤寒之病，坎阳发泄，肌肤热蒸而阴精自寒。大病新愈，遽与人交，以其阴寒，传之于人。寒邪内入，直走[①]命门，水寒木枯，筋脉紧急。缘肝主筋，筋聚于前阴而属于关节，故阴器与膝胫皆挛。裈裆灰利水道而泻阴邪也。

裈裆受前阴之熏染，同类相招，善引阴邪，而通小便，

---

① 直走　原作"走直"，据闽本、蜀本、集成本乙转。

故治阴阳易病，兼医女劳黄疸之病。

黄　连

味苦，性寒，入手少阴心经。清心退热，泻火除烦。

《伤寒》黄连汤，黄连三两，桂枝三两，甘草三两，干姜①三两，人参二两，大枣十二枚，半夏半升。治太阴伤寒，胸中有热，胃中有邪气，腹中痛，欲呕吐者。以中气虚寒，木邪克土，脾陷而贼于乙木，故腹中痛，胃逆而贼于甲木，故欲呕吐。君火不降，故胸中有热。姜、甘、参、枣，温中而补土，桂枝达乙木而止疼，半夏降戊土而止呕，黄连清君火而泻热也。

黄连阿胶汤，黄连四两，黄芩一两，芍药二两，阿胶三两，鸡子黄二枚。水五升，煎二升，去滓，入胶，消化，内鸡子黄，搅，温分三服。治少阴病，心烦不得卧。少阴水火同经，水胜则火负，火胜则水负。火本不胜水，其所以胜者，火旺而土燥也。君火下蛰，则心清而善寐，君火上亢，则心烦而不得卧。缘坎水根于离阴，燥土克水，消耗心液，神宇不清，是以生烦。黄连清君火而除烦，芩、芍清相火而泻热，阿胶、鸡子黄，补脾精而滋燥土也。

《金匮》黄连粉，黄连。研末，水调服。治浸淫疮。以土湿火升，郁生上热，湿热浸淫，结为毒疮。从口而走四肢则生，从四肢而入口则死。黄连泻湿热之浸淫也。

《伤寒》大黄黄连泻心汤，方在大黄。治太阳伤寒，误

---

① 干姜　原作"生姜"，诸本均同，据《伤寒悬解·卷十》、《伤寒论·辨太阳病脉证并治下》改。

长沙药解

卷四

下成痞。附子泻心汤，<small>方在附子</small>。治心下痞硬，恶寒汗出。甘草泻心汤，<small>方在甘草</small>。治心下痞硬，干呕心烦。生姜泻心汤，<small>方在生姜</small>。治心下痞硬，干噫食臭。半夏泻心汤，<small>方在半夏</small>。治少阳伤寒，心下痞满。葛根黄连黄芩汤，<small>方在葛根</small>。治中风下后，喘而汗出。干姜芩连人参汤，<small>方在干姜</small>。治厥阴吐下后，食入即吐。小陷胸汤，<small>方在栝蒌</small>。治小结胸，脉浮滑者。白头翁汤，<small>方在白头翁</small>。治厥阴下利，热渴饮水者。乌梅丸，<small>方在乌梅</small>。治厥阴蛔厥，心中疼热。皆用之，以其泻心君之火也。

　　火蛰于土，土燥则火降而神清，土湿则火升而心烦。黄连苦寒，泻心火而除烦热，君火不降，湿热烦郁者宜之。土生于火，火旺则土燥，火衰则土湿，凡太阴之湿，皆君火之虚也。虚而不降，则升炎而上盛。其上愈盛，其下愈虚，当其上盛之时，即其下虚之会①，故仲景黄连清上诸方，多与温中暖下之药并用，此一定之法也。凡泻火清心之药，必用黄连，切当中病即止，不可过剂，过则中下寒生，上热愈甚。庸工不解，以为久服黄连，反从火化，真可笑也。

朱　砂

　　味甘，微寒，入手少阴心经。善安神魂，能止惊悸。

　　《金匮》赤丸，<small>茯苓四两，半夏四两，乌头二两，细辛一两。研末，炼蜜丸，朱砂为衣，麻子大，酒下三丸</small>。治寒气厥逆。以火虚土败，不能温水，寒水上凌，直犯心君。茯苓、乌头，

────────────

　　① 会　期也。

泻水而逐寒邪，半夏、细辛，降逆而驱浊阴，朱砂镇心君而护宫城也。

朱砂降摄心神，镇安浮荡，善医惊悸之证。赤丸用之，取其保护君主，以胜阴邪也。

牡　蛎

味咸，微寒，性涩，入手少阴心、足少阴肾经。降胆气而消痞，敛心神而止惊。

《伤寒》牡蛎泽泻散，牡蛎、泽泻、海藻、蜀漆、葶苈、商陆根、栝蒌根等分。为散，白饮和服方寸匕。小便利，止服。治大病差后，从腰以下有水气者。大病新瘥，汗下伤中，之[①]后脾阳未复，不能行水，从腰以下，渐有水气。牡蛎、栝蒌，清金而泻湿，蜀漆、海藻，排饮而消痰，泽泻、葶苈、商陆，决州都而泻积水也。

《伤寒》小柴胡汤，方在柴胡。治少阳伤寒，胁下痞硬，去大枣，加牡蛎，以其软坚而消痞也。

柴胡桂枝干姜汤方在干姜。用之治少阳伤寒，汗下后胸胁满结者，以其化结而消满也。《金匮》栝蒌牡蛎散方在栝蒌。用之治百合病，渴不差者，以其凉金而泻热也。白术散方在白术。用之养妊娠胎气，以其消瘀而除烦也。

《金匮》桂枝龙骨牡蛎汤[②]，《伤寒》[③]桂枝甘草龙骨

———————————

① 之　犹其也。

② 《金匮》桂枝龙骨牡蛎汤　原作"《伤寒》桂枝龙骨牡蛎汤"，诸本均同，此方《伤寒论》、《伤寒悬解》均不载，载于《金匮悬解·卷七》、《金匮要略·血痹虚劳病脉证并治第六》，据改。

③ 《伤寒》　原不载，诸本均同，因上文"《金匮》"改作"《伤寒》"，而其后诸方均载于《伤寒》，故补。

牡蛎汤、桂枝去芍药加蜀漆龙骨牡蛎汤、柴胡加龙骨牡蛎汤*诸方并在龙骨*。皆用之，以其敛神而止惊也。

牡蛎咸寒降涩，秘精敛神，清金泻热，安神魂而保精液。凡心悸神惊、遗精盗汗之证皆医，崩中带下、便滑尿数之病俱疗。善消胸胁痞热，缘少阳之经，逆而不降，则胸胁硬满，而生瘀热，牡蛎降摄君相之火，甲木下行，经气松畅，硬满自消。一切痰血癥瘕、瘿瘤瘰疬之类，得之则化，软坚消痞，功力独绝，粉身止汗最良。

煅粉，研细用。

龙　骨

味咸，微寒，性涩，入手少阴心、足少阴肾、足厥阴肝、足少阳胆经。敛神魂而定惊悸，保精血而收滑脱。

《金匮》桂枝龙骨牡蛎汤，*桂枝三两，芍药三两，甘草二两，生姜三两，大枣十二枚，龙骨二两，牡蛎三两*。治虚劳，失精血，少腹弦急，阴头寒，目眩发落，脉得芤动微紧虚迟者。凡芤动微紧虚迟之脉，是谓清谷亡血失精之诊，男子得之，则为失精，女子得之，则为梦交。以水寒土湿，风木疏泄，精血失藏故也。相火升泄，则目眩发落。风木郁陷，则少腹弦急。桂枝、芍药，达木郁①而清风燥，甘、枣、生姜，补脾精而调中气，龙骨、牡蛎，敛精血之失亡也。

《伤寒》桂枝甘草龙骨牡蛎汤，*桂枝一两，甘草二两，龙*

---

① 郁　原脱，诸本均同，据上文"风木郁陷"、下文"补脾精而调中气"补。

骨二两，牡蛎二两。治太阳伤寒，火逆，下后，因烧针烦躁者。火逆之证，下之亡其里阳，又复烧针发汗，亡其表阳，神气离根，因至烦躁不安。桂枝、甘草，疏木郁而培中宫，龙骨、牡蛎，敛神气而除烦躁也。

桂枝去芍药加蜀漆龙骨牡蛎汤，桂枝三两，甘草二两，大枣十二枚，生姜三两，龙骨四两，蜀漆三两，牡蛎五两。治太阳伤寒，脉浮，火劫亡阳，惊狂，起卧而不安者。以火逼汗多，因致阳亡。君火飞腾，神魂失根，是以惊生。浊阴上逆，迷失心宫，是以狂作。龙骨、牡蛎，敛神魂而止惊，加蜀漆以吐瘀浊，去芍药之泻阳气也。

柴胡加龙骨牡蛎汤，柴胡四两，半夏二合，人参两半，大枣六枚，生姜两半，牡蛎二两半，桂枝两半，茯苓两半，铅丹两半，大黄一两，龙骨两半。治少阳伤寒，下后胸满烦惊谵语，小便不利，一身尽重，不可转侧者。以下败里阳，胆气拔根，是以惊生。甲木逆冲，是以胸满。相火升炎，故心烦而语妄。水泛土湿，故身重而便癃。大枣、参、苓，补土而泻水，大黄、柴、桂，泻火而疏木，生姜、半夏，下冲而降浊，龙骨、牡蛎①、铅丹，敛魂而镇逆也。

龙骨蛰藏闭涩之性，保摄精神，安惊悸而敛疏泄，凡带浊遗泄，崩漏吐衄，一切失精亡血之证皆医。断鬼交，止盗汗，除多梦，敛疮口，涩肠滑，收肛脱。

白者佳，煅，研细用。

---

① 牡蛎 原脱，诸本均同，据柴胡加龙骨牡蛎汤组成补。

附　子

味辛、咸、苦，性温，入足太阴脾、足少阴肾经。暖水燥土，泻湿除寒，走中宫而温脾，入下焦而暖肾，补垂绝之火种，续将断之阳根。治手足厥冷，开脏腑阴滞，定腰腹之疼痛，舒踝膝之挛拘，通经脉之寒瘀，消疝瘕之冷结，降浊阴逆上，能回哕噫，提清阳下陷，善止胀满。

《伤寒》附子汤，附子二枚，茯苓三两，白术四两，人参二两，芍药二两。治少阴病，身体疼，骨节疼，手足寒，脉沉者。以少阴水旺，阴凝气滞，故骨节疼痛。寒水侮土，脾胃不能温养四肢，故手足厥冷。水寒木陷，故脉沉细。参、术、茯苓，培土而泻水，芍药清乙木之风，附子温癸水之寒也。《金匮》治妊娠六七月，子脏开，脉弦发热，其胎愈胀，腹痛恶寒，少腹如扇。以水寒木郁，陷而生风，故少腹如扇，子脏开张，阳气下陷，是以发热恶寒。脾土被克，气滞不通，是以腹痛胎胀。参、术、茯苓，培土泻湿，芍药清其风木，附子温其水寒也。

《伤寒》桂枝加附子汤，桂枝三两，芍药三两，甘草二两，生姜三两，附子一枚（炮去皮，破八片，焙焦），大枣十二枚。治太阳中风，发汗，遂漏不止，恶风，小便难，四肢微急，难以屈伸者。以表阳汗泄，卫虚失敛，是以汗漏不止。木郁不能行水，是以小便不利。桂枝疏肝木之郁陷，芍药敛风气之疏泄，甘、枣、生姜，补土而和中气，附子暖水以益阳根也。

附子泻心汤，附子一枚，大黄二两，黄连一两，黄芩一两。治太阳伤寒，下后心下痞硬，而复恶寒汗出者。以下伤中气，升降倒行，胆胃俱逆，胃口①填塞，故心下痞硬。君相二火，离根上腾，故下寒上热，上热熏蒸，是以汗出。大黄泻胃土之逆，黄连泻心火之逆，黄芩泻胆火之逆，附子温癸水之寒也。

《金匮》桂枝附子汤，桂枝四两，甘草二两，生姜三两，大枣十二枚，附子三枚（炮，去皮脐）。治风湿相抟，骨节疼痛，不呕不渴，小便不利。以水寒土湿，木气下郁，不能疏泄水道。姜、甘、大枣，和中补土，桂枝疏乙木之郁，附子温癸水之寒也。

《伤寒》四逆汤、方在甘草。真武汤、方在茯苓。芍药甘草附子汤、方在芍药。甘草附子汤、方在甘草。干姜附子汤、方在干姜。附子粳米汤、方在粳米。大黄附子汤、方在大黄。《金匮》黄土汤、方在黄土。肾气丸、方在地黄。栝蒌瞿麦丸②、方在栝蒌。乌头赤石脂丸、方在乌头。薏苡附子散方在薏苡。诸方亦皆用之，以温脾肾之寒也。

《伤寒》小青龙汤，方在麻黄。治太阳伤寒，心下有水气。若噎者，去麻黄，加附子一枚。水寒土湿，胃气上逆则为噎，附子温胃而降逆也。

四逆散，方在甘草。治少阴病。四逆，腹中痛者，加附子一枚。水寒木郁，贼伤己土则腹痛，加附子暖水而生木也。

---

① 口　原作"心"，据蜀本、集成本改。
② 丸　原作"汤"，诸本均同，据《金匮悬解·卷十一》、《金匮要略·消渴小便不利淋病脉证并治第十三》改。

理中丸，**方在人参**。治霍乱吐利。腹满者，去术，加附子。水泛土湿，贼于乙木则为满，附子暖水而燥土也。

《金匮》竹叶汤，**方在竹叶**。治产后中风，颈项强，用大附子一枚，破之如豆大。太阳行身之背，自头下项，寒水上逆则颈项强，附子暖水而降逆也。

阴阳之理，彼此互根，阴降而化水，而坎水之中，已胎阳气，阳升而化火，而离火之中，已含阴精。水根在离，故丙火下降，而化壬水，火根在坎，故癸水上升，而化丁火。癸水化火，阴升而化阳也，是以丁癸同经，而手少阴以君火主令，丙火化水，阳降而化阴也，是以壬丙共气，而足太阳以寒水司权。阴阳交济，水火互根，此下①之所以不寒而上之所以不热也。水火不交，则热生于上而寒生于下。病在上下，而实缘于中气之败。土者，水火之中气也，戊土不降，故火不交水而病上热，己土不升，故水不交火而病下寒。升降之倒行者，火衰水胜而土湿也。火盛而土燥，则水枯而病实热，阳明承气之证是也。承气之证少，真武之证多，以水易盛而火易衰，燥易消而湿易长。火衰土湿，丁火奔腾，而癸水泛滥，是以寒盛于中下也。

盖火不胜水，自然之理，所恃者，壮盛之时，生土以制之。至其渐衰，母虚子弱，火土俱亏，土无制水之权，而火处必败之势，寒水上凌，遂得灭火而侮土。火复而土苏则生，火灭而土崩则死。人之死也，死于火土两败而水胜也，是以附子、真武、四逆诸方，悉火土双补，以胜寒

---

① 下　原脱，据闽本、蜀本、下文"上之所以不热"补。

水。仲景先师之意，后世庸工，不能解也。附子沉重下行，走太阴而暖脾土，入少阴而温肾水，肾水温则君火归根，上热自清，补益阳根之药，无以易此。

相火者，君火之佐也，君行则臣从，足少阳以甲木而化相火，随君火下行而交癸水。癸水之温者，相火之下秘也，君火不藏，则相火亦泄，君相皆腾，是以上热。而上热之剧者，则全缘于相火，相火之性，暴烈迅急，非同君火之温和也。人之神宁而魂安者，二火之归根也，君火飞则心悬而神悸，相火飘则胆破而魂惊，故虚劳内伤之证，必生惊悸，其原因水寒土湿而二火不归故也。庸工以为血虚，而用清润之药，诸如归脾、补心之方，误世多矣。当以附子暖水，使君相二火归根坎府，神魂自安。但欲调水火，必先治土，非用补土养中、燥湿降逆之味，附子不能独奏奇功也。惟惊悸年深，寒块凝结，少腹硬满，已成奔豚者，莫用附子。用之药不胜病，反为大害。当以桂、附、椒、姜，研熨脐下，积寒消化，用之乃受。凡内伤虚劳，以及各门杂病，皆缘中气不足，水旺火奔，下寒上热，未有下热者。下寒若盛，即宜附子暖癸水而敛丁火，绝有奇功。至于伤寒三阴之证，更为相宜也。其下热而不宜附子者，水寒土湿而木陷也。生气不足，故抑郁而生下热，下热虽生，而病本仍是湿寒。如崩漏遗带、淋癃痔瘘、水疝气鼓之证，悉木郁下热之证。但事清肝润燥，而寒湿愈增，则木愈郁而热愈盛。法宜于姜、甘、苓、术之内，副以清风疏木之品，郁热一除，即以附子温其下焦，十有九宜。但法有工拙，时有早晚耳。

纸包数层，水湿，火中灰埋，煨熟，去皮脐，切片，砂锅隔纸焙焦用，勿令黑。庸工用童便、甘草水浸，日久全是渣滓，毫无辣味，可谓无知妄作之至矣。

乌　头

味辛、苦，性温，入足厥阴肝、足少阴肾经。开关节而去湿寒，通经络而逐冷痹，消腿膝肿疼，除心腹痞痛，治寒疝最良，疗脚气绝佳。

《金匮》乌头汤，乌头五枚，麻黄三两，甘草三两，黄芪三两，芍药三两。治历节肿疼，不可屈伸。以湿寒浸淫，流注关节，经络郁阻，故作肿痛。甘草培土，芍药清肝，黄芪行其卫气，麻黄通其经脉，乌头去其湿寒也。

乌头赤石脂丸，乌头一分（炮），蜀椒一分，干姜一两，附子半两，赤石脂一两。治心痛彻背，背痛彻心。以寒邪冲逆，凌逼宫城。赤石脂保其心君，乌、附、椒、姜，驱逐其寒邪也。

大乌头煎，大乌头五枚。水三升，煎一升，去滓，入蜜二斤，煎令水老①。治寒疝，脐痛腹满，手足厥冷。以水寒木郁，不得发越，阴邪凝结，冲突作痛。乌头破寒气之凝，蜜煎润风木之燥也。

乌头桂枝汤，乌头三枚，桂枝三两，芍药三两，甘草二两，生姜三两，大枣十二枚②，蜜③二升，煎乌头，减半，去滓，以桂枝

长沙药解

卷四

---

① 老　久也。在此指久煎成浓汁。

② 大枣十二枚　原脱，诸本均同，据《金匮悬解·卷十七》、《金匮要略·腹满寒疝宿食病脉证治第十》补。

③ 蜜　原作"水"，诸本均同，据《金匮要略·卷十七》、《金匮要略·腹满寒疝宿食病脉证治第十》改。

汤五合，煎一升。治寒疝腹痛。以肝肾寒邪，同犯脾土，桂枝补土疏木，乌头破其寒凝也。

赤丸方在朱砂。用之治寒气厥逆，以其驱寒而降逆也。

乌头温燥下行，其性疏利迅速，开通关腠，驱逐寒湿之力甚捷。凡历节脚气、寒疝冷积、心腹疼痛之类，并有良功。

制同附子，蜜煎，取汁用。

蛇 床 子

味苦、辛，微温，入足太阴脾、足厥阴肝、足少阴肾经。暖补命门，温养子宫，兴丈夫玉麈①痿弱，除女子玉门寒冷。

《金匮》蛇床子散，蛇床子为末，以米白粉少许，和合如枣核大，绵裹，纳之自温。治妇人阴寒，蛇床子温肝而暖肾，燥湿而去寒也。

蛇床子温燥水土，暖补肾肝，壮阳宜子，男女皆良。疗前阴寒湿肿痛，理下部冷痹酸疼，断赤白带下，收溲尿遗失，浴疥癣痂癞，熏痔瘘顽疮，打仆、惊痫、脱肛、脱阴并效，漱牙痛，吹聤耳，浴男子阳痿绝佳。

去壳取仁，微研用。作浴汤，生用。

---

① 玉麈（zhǔ 主） 阴茎。

长沙药解后序

　　《长沙药解》者，黄氏述《伤寒》、《金匮》方药之旨而作也。

　　自神农尝百草以治民疾，而医学始兴，故言药性者以神农为主。而世传《神农本草经》三卷，《汉志》不著录，其言不类上古，又杂出后汉地名，陶宏景以为仲景、元化辈所记。而《伤寒论序》云：撰用《素问》、《八十一难经》、《阴阳大论》、《胎胪药录》，而不及《本草经》，以其说按之，亦往往不合。盖上古文字未兴，多出口授，传其学者，乃编勒成书，受授既久，多所差谬，或间以己说，故其言杂而不能醇。魏晋以来，吴普、李当之、陶宏景皆有增益，各为撰述。唐宋诸臣，复屡事修纂，务为炫博，以求该备，于是异说横出，破碎无纪。医者无所宗尚，乃各出私智，人自为书，故宋元而①后，医有异学，药有异性。明·李时珍作《本草纲目》，思以正之，而②援据繁缛，辄未得其精要。盖沿袭讹谬，数千百年，古籍淆乱，无所依据，而欲以一人心力拾掇而得之，斯固难矣。

---

① 宋元而　原脱，据闽本、集成本补。
② 正之而　原脱，据闽本、集成本补。

余尝以为学者生千载后，既不能具生知之性，通神明之德，以类①万物之情，仅据往籍，以得大概，而《本草》既讹，杂不可信，《素问》诸书，又不及方药。惟仲景氏继炎黄之业，作《伤寒》、《金匮》，后世宗之，为方书之祖，其处方论药，条理精密，有端绪可寻，又生当汉世，多得古说。然则今日而欲辨章百物，求神农、黄帝之所传者，舍仲景之书，其奚适焉？此即黄氏作书之意也。

余既刊《伤寒悬解》，乃复刊此，俾相辅以行，而述所知者序其后。至若排比方药，以求其性，贯串大义，以达其用，探赜索隐，钩深致远，世有知者，自能鉴之，无事赘说尔。

阳湖张琦

长沙药解

长沙药解后序

---

　① 类　解也。

玉楸药解

玉楸药解自叙

昔神农解药，黄帝传医，仲景先生继农黄立法，圣作明述，于是焉备。

癸酉①仲春②，既解长沙药性，而仲景未用之药，散在后世本草，数百千载，狂生下士，昧昧用之，以毒兆民。农黄以往，仲景云③徂，后之作者，谁复知医解药！诸家本草，率皆孟浪之谈。明·李时珍修《纲目》，博引庸工讹谬之论，杂以小说、稗官、仙经、梵志，荒唐无稽，背驰圣明作述之义几千里矣！玉楸子悲忆昔人，怆念来者，甲戌三月成《伤寒说意》，五月成《素灵微蕴》，六月复作《玉楸药解》，八月癸丑告成，此愚书之第八部也。

萧萧古寺，落落荒斋，感岁月之已晚，伤春秋之欲暮。当伯玉④知非之时，值孔子学《易》之秋，事与之判⑤，年

---

① 癸酉 乾隆十八年癸酉，即公元 1753 年。
② 仲春 原作"春仲"，诸本均同，据《长沙药解自序》："癸酉仲春……作《长沙药解》"乙转。
③ 云 语助词，无义。
④ 伯玉 蘧伯玉，春秋末卫国大夫，名瑗，相传他行年五十，而知四十九年之非，为人勤于改过，能进能退，与时无忤。孔子佩服他力求寡过，过卫时曾寄宿其家。
⑤ 判 半也。

与之齐，慨世短而心长，念身微而愁剧。虽然子长作《史》，子云草《玄》①，固当牢骚于创始之日，亦必愉快于勒成之时者。志励丁年②，书竣苍首，十仞作井，一篑成山，此亦烟岚著书之士，最为破涕而笑者也。

呜呼！有一代之功业，有千秋之勋猷，任兼将相，望重国家，宣沙漠之雄威，驰丹青之良誉。荣则荣矣，无何而古墓为田，松柏成薪，丰碑已断，绿字无存，传观故实，不能考其姓名，远综先典，莫或搜其轶事。念沧桑之更变③，叹④陵谷之迁移，其间宏才远略，丰功伟烈，生而光显，没而泯灭者，不知几何？三不朽⑤事业，殊不在是，与其收功臣之带砺⑥，享良相之茅土⑦，不如永日啸歌，逍遥于黄叶青山下也。

甲戌八月甲寅东莱⑧都昌⑨黄元御撰

---

① 玄 原作"元"，避清圣祖玄烨讳，今改正，后同。"玄"，指《太玄经》，汉·扬雄撰。

② 丁年 壮年也。

③ 更变 原作"变化"，据蜀本、集成本、石印本改。

④ 叹 原作"欢"，形近之误，据蜀本、集成本、石印本改。

⑤ 三不朽 立德、立功、立言也。虽久不废，谓之不朽。

⑥ 带砺 封爵也。

⑦ 茅土 封邑也。

⑧ 东莱 郡名，汉初置，属青州，辖山东旧登州、莱州之地，治所在掖（原山东掖县，今山东省莱州市），唐以后为莱州，明清为莱州府。

⑨ 都昌 县名，汉初置，宋改名昌邑县，延至今，明清属莱州府。

卷一

玉楸药解

昌邑黄元御坤载著

草部

苍术

味甘、微辛，入足太阴脾、足阳明胃经。燥土利水，泻饮消痰，行瘀开郁去满，化癖除癥，理吞吐酸腐，辟山川瘴疠，起筋骨之痿软，回溲溺之混浊。

白术守而不走，苍术走而不守，故白术善补，苍术善行。其消食纳谷，止呕住泄，亦同白术，而泻水开郁，则苍术独长。盖木为青龙，因己土而变色，金为白虎，缘戊土而化形。白术入胃，其性静专，故长于守，苍术入脾，其性动荡，故长于行。入胃则兼达辛金而降浊，入脾则并走乙木而达郁。白术之止渴生津者，土燥而金清也[1]，苍术之除酸而去腐者，土燥而木荣也。白术偏入戊土，则纳粟之功多，苍术偏入己土，则消谷之力旺。己土健则清升而浊降，戊土健则浊降而清亦升，然自此而达彼者，兼及之

---

[1] 也　原脱，据蜀本、集成本、石印本补。

力也，后彼而先此者，专效之能也。若是脾胃双医，则宜苍术、白术并用。

茅山者佳，制同白术。

新制双术法列下：选于茅二术坚实肥鲜者各一斤①，别器泔浸，换水，令润透，去皮，切片，晒用。黄芪、沙参、生姜、半夏各八两，煎浓汁，浸白术。大枣、龙眼、砂仁各八两，煎浓汁，浸苍术。各用磁盘，隔布铺盖湿米，砂锅蒸透，晒干。再浸再蒸，汁尽而止。量加暖水温中之品合煎，久饵实能延年却老。

戊己转运，水火交济，环铅聚汞②之理，医家不解，妄以滋阴之药，促命夭年，甚可恨也！黄土炒白术，芝麻炒苍术，无知妄作，不通之极！

黄　精

味甘，入足太阴脾、足阳明胃经。补脾胃之精，润心肺之燥。

黄精滋润醇浓，善补脾精，不生胃气，未能益燥，但可助湿。上动胃逆，浊气充塞，故多服头痛，湿旺者不宜。《本草》轻身延年之论，未可尽信也。

砂锅蒸，晒用。

钩吻即野葛，形似黄精，杀人！

---

① 斤　原作"觔"，诸本均同。《葛长庚金丹赋》："药材觔两。"《汉书·货殖传》作"斤"。从斤为正，因改。下同。
② 环铅聚汞　原作"环铅聚会"，据集成本、石印本改。

益 智 仁

味辛，气温，入足太阴脾、足阳明胃经。和中调气，燥湿温寒，遗精与淋浊俱疗，吐血与崩漏兼医。

凡男子遗精淋浊，女子带下崩漏，皆水寒土湿，肝脾郁陷之故。总之，木郁亦生下热，而热究不在脾胃。庸工谓其相火之旺，胡说极矣！其脾胃上逆，则病吐血，往往紫黑成碗，终损性命。益智仁温燥湿寒，运行郁结，戊己旋转，金木升降，故治诸证。然非泻水补火，培土养中之药，未能独奏奇功。

去壳，炒，研。消食亦良。

草 豆 蔻

味辛，气温，入足太阴脾、足阳明胃经。燥湿调中，运行郁浊，善磨饮食，能驱痰饮，治胃口寒湿作痛，疗腹中腐败成积，泄秽吞酸俱效，蛮烟瘴雨皆医，痎疟堪疗，霍乱可愈，反胃噎膈之佳药，呕吐泄利之良品，化鱼骨肉停留，断赤白带下。

草豆蔻调和脾胃，温燥寒湿，运行郁浊，推宕①陈宿，亦与砂仁相仿，而性气颇烈，内郁稍重者宜之。

面包裹②，煨，研，去皮。

缩 砂 仁

味辛，气香，入足太阴脾、足阳明胃经。和中调气，

---

① 宕 荡也。
② 裹 原作"糖"，据蜀本、集成本改。

行郁消满①，降胃阴而下食，达脾阳而化谷，呕吐与泄利皆良，咳嗽共痰饮俱妙，善疗噎膈，能安胎妊，调上焦之腐酸，理下气之秽浊②，除咽喉口齿之热，化铜铁骨刺之哽。

清升浊降，全赖中气，中气非旺，则枢轴不转，脾陷胃逆。凡水③胀肿满、痰饮咳嗽、噎膈泄利、霍乱转筋、胎坠肛脱、谷宿水停、泄秽吞酸诸证，皆升降反常，清陷浊逆故也。泻之则益损其虚，补之则愈增其满，清之则滋其下寒，温之则生其上热。缘其中气堙郁，清浊易位，水木下陷，不受宣泄，火金上逆，不受温补也。惟以养中之味，而加和中之品，调其滞气，使枢轴回旋运动④，则升降复职，清浊得位。然后于补中扶土之内，温升其肝脾，清降其肺胃，无有忧矣。和中之品，莫妙如砂仁，冲和条达，不伤正气，调理脾胃之上品也。

去壳，炒，研，汤冲服，则气足。

补骨脂

味辛、苦，气温，入足太阴脾、足少阴肾、手阳明大肠经。温脾暖肾，消水化食，治膝冷腰疼，疗肠滑肾泄，能安胎坠，善止遗精，收小儿遗溺，兴丈夫痿阳，除阴囊之湿，愈关节之凉。

阳衰土湿之家，中气堙郁，升降失位，火金上逆，水

---

① 满　原作"渴"，诸本均同，形近之误，据砂仁功能改。

② 调上焦之腐酸，理下气之秽浊　诸本均同，据医理，作"调上逆之腐酸，理下泄之秽浊"较妥。

③ 水　原作"疟"，据蜀本、集成本、石印本改。

④ 使枢轴回旋运动　原作"使之回旋，枢轴运动"，据蜀本、集成本、石印本改。

木下陷。夜而阴旺湿增，心肾愈格。子半阳生之际，木气萌生，不得上达，温气下郁，遂兴阳而梦泄。此宜燥土泻湿，升脾降胃，交金木而济水火。道家媒合，婴儿姹女①，首②重黄婆③，玄理幽妙，医工不解也。

补骨脂温暖水土，消化饮食，升达肝脾，收敛滑泄，遗精带下，溺多便滑诸证，甚有功效。方书称其延年益寿，虽未必信，然要亦佳善之品也。

盐酒拌润，炒，研，晒干用。

同青盐、乳香，搽日久牙瘘④。

肉 豆 蔻

味辛，性温，气香，入足太阴脾、足阳明胃经。温中燥土，消谷进食，善止呕吐，最收泄利，治寒湿腹痛，疗赤白痢疾，化痰水停留，磨饮食陈宿。

肉豆蔻调和脾胃，升降清浊，消纳水谷，分理便溺，至为妙品。而气香燥，善行宿滞，其⑤性敛涩，专固大肠，消食止泄，此为第一。

面包，煨，研，去油，汤冲。

肉豆蔻辛香，颇动恶心，服之欲呕，宜蜜小丸，烘干，汤送。

玉楸药解

卷一

---

① 女　原作"妇"，据集成本、石印本改。
② 首　原脱，据蜀本、集成本、石印本补。
③ 黄婆　道家称脾为黄婆。
④ 瘘　蜀本、集成本、石印本作"痛"，可参。
⑤ 其　原作"质"，据蜀本、集成本、石印本改。

胡芦巴

味苦、辛，气温，入足阳明胃、足少阴肾经。泻湿驱寒，破瘕消疝。

胡芦巴苦温下行，治水土湿寒，腹胁满胀，寒疝冷瘕，囊坠脚肿之症。

白豆蔻

味辛，气香，入足阳明胃、手太阴肺经。降肺胃之冲逆，善止呕吐，开胸膈之郁满，能下饮食，噎膈可效，痎疟亦良，去睛上翳障，消腹中胀疼。

白豆蔻清降肺胃，最驱膈上郁浊，极疗恶心呕哕。嚼之辛凉清肃，肺腑郁烦，应时开爽。秉秋金之气，古方谓其大热，甚不然也。

研细，汤冲。

红豆蔻

味辛，气温，入足太阴脾、足阳明胃经。治脾胃湿寒，痛胀皆消，疗水谷停瘀，吐泄俱断，善止霍乱疟痢，能除反胃噎膈，去胸腹之酸秒，散山川之瘴疠。

红豆蔻调理脾胃，温燥湿寒，开通瘀塞，宣导污浊，亦与草豆蔻无异，而力量稍健，内瘀极重者宜之。上热易作鼻衄牙痛之家，尽属中下湿寒，胆火不降，当温燥中下，候上热不作而用之。

去壳，研用。

红豆蔻即良姜子，与良姜性同。

玉楸药解

卷一

大茴香

味辛，微温，入足阳明胃、足少阴肾经。降气止呕，温胃下食，暖腰膝，消癀疝。

茴香性温下达，治水土湿寒，腰痛脚气，固瘕寒疝之症。

香附

味苦，气平，入足太阴脾、足厥阴肝经。开郁止痛，治肝家诸证。

但肝以风木之气，升达不遂，则生风燥，香附降伏之性，最不相宜，香燥之气，亦正相反。庸工香附诸方造作，谬妄不通。

荜茇

味辛，气温，入足太阴脾、足阳明胃经。温脾胃而化谷，暖腰膝而止痛，吐泄皆医，疝瘕并效。

荜茇辛燥温暖，治水谷不消，肠鸣水泄，心腹疼胀，呕逆酸心之病甚佳。

醋浸，焙用。

荜茇与荜澄茄性味相同，功效无殊，皆胡椒类也。

藿香

味辛，微温，入足太阴脾、足阳明胃经。降逆止呕，开胃下食。

藿香辛温下气，善治霍乱呕吐，心腹胀满之病。煎漱口臭。

香薷

味辛，微温，入足阳明胃、足太阳膀胱经。利水泻湿，止呕断痢。

香薷①温胃调中，治霍乱、腹痛、吐利之症，利小便，消水肿，止鼻衄，疗脚气。庸工用之治暑病。

荜澄茄

味辛，气温，入足太阴脾、足阳明胃经。温燥脾胃，消纳水谷，能止胀痛，善除呕吐。

澄茄②温燥之性，甚宜脾胃寒湿，下气降浊，进食消谷，治霍乱吐泄，反胃噎膈之病。

酒浸，炒用。形似胡椒。

使君子

味甘，微湿，入足太阴脾、足厥阴肝经。利水燥土，杀虫止泄。

使君子燥湿温中，疏木杀虫，治小便白浊，大便泄利，痞块，癣疮。

每月上旬，取仁数枚，空腹食之，虫皆死。

戒饮热茶，犯之则泄。

威灵仙

味苦，微温，入足太阴脾、足厥阴肝经。起瘫开痹③，化癖行痰。

玉楸药解

卷一

---

① 香薷　原脱，诸本均同，据前后文例补。
② 澄茄　原脱，据蜀本、集成本、石印本、前后文例补。此后据他本或前后文例补药名均不出校记。
③ 痹　原作"脾"，音近之误，据蜀本、集成本、石印本改。

威灵仙泻湿驱风，行痰逐饮，治手顽足痹，腰痛膝软，老血夙癥，积水停痰。虚家勿用。

白 附 子

味辛、甘，性温，入足太阴脾、足厥阴肝经。驱风泻湿，逐痹①行痰。

白附子温燥发泄，表散风湿，治中风失音，鼻口偏斜，耳聋喉痹，疥癣疝瘕，面上默黯，阴下湿痒。行痰涎，止唾。

慈 菰

味甘，微寒，入足太阴脾、足厥阴肝经。下食消谷，止血磨癥，催产下衣，行血通经。

慈菰②甘寒通利，破产后瘀血，开小便涩淋，滑胎下衣。妊妇忌食。

牵 牛 子

味甘，气寒，入足阳明胃、手阳明大肠、手太阳小肠、足太阳膀胱经。逐痰泻水，破聚决壅。

牵牛子下停痰积水，宿谷坚瘕，杀虫泻蛊，除肿消胀，溺癃便结，风刺雀斑之症皆医。功力甚猛，虚者勿服。

去皮，研末用③。

---

① 痹 原作"车"，据蜀本、集成本、石印本改。
② 慈菰 又名慈菇。
③ 用 原脱，据蜀本、集成本、石印本补。

何首乌

味甘，性①涩，气平，入足厥阴肝经。养血荣筋，息风润燥，敛肝气之疏泄，遗精最效，舒筋脉之拘挛，偏枯甚良，瘰疬痈肿皆消，崩漏淋漓俱止，消痔至妙，截疟如神。

何首乌滋益肝血，荣舒筋脉，治中风左半偏枯之病甚佳。辅以燥土暖水之味，佐以疏木导经之品，绝有奇功，而不至助湿败脾，远胜地黄、龟胶之类。方书谓其黑发乌须，悦颜却老，理颇不虚。盖阴者，阳之宅也，肝血温升，生化魂神，血败则温气亡泄，魂神脱矣，未有宫室毁坏，而主人无恙者也。

何首乌滋肝养血，则魂神畅茂，长生延年，理有必至。但宜加以扶阳之药，不可参以助阴之品。庸工开补阴之门，龟、地之杀人多矣。

米泔换浸一两天，铜刀切片，黑豆拌匀，砂锅蒸，晒数次。

肉苁蓉

味甘、咸，气平，入足厥阴肝、足少阴肾、手阳明大肠经。暖腰膝，健骨肉，滋肾肝精血，润肠胃结燥。

凡粪粒坚小，形如羊屎，此土湿木郁，下窍闭塞之故。谷滓在胃，不得顺下，零星传送，断落不联，历阳明大肠之燥，炼成颗粒，秘涩难通。总缘风木枯槁，疏泄不行也，一服地黄、龟胶，反益土湿，中气愈败矣。

---

① 性　原脱，诸本均同，据前后文例补。此后"涩"字之前补此字均不出校记。

肉苁蓉滋木清风，养血润燥，善滑大肠而下结粪。其性从容不迫，未至滋湿败脾，非诸润药可比。方书称其补精益髓，悦色延年，理男子绝阳不兴，女子绝阴不产，非溢美之词。

锁 阳

味甘，微温，入足厥阴肝经。补血滋阴，滑肠润燥。

锁阳滋肝养血，润大肠枯燥，荣筋起痿，最助阳事，性与肉苁蓉同。

丹 参

味甘，气平，入足厥阴肝经。行血破瘀，通经止痛。

丹参调经①安胎，磨坚破滞，一切痈疽、痂癞、瘿瘤、疥癣、癥瘕、崩漏皆良。《本草》谓其破宿血，生新血，落死胎，疏通血脉，治脚膝痿痹。走②及奔马，行血之良品也。

泽 兰

味苦，微温，入足厥阴肝经。通经活血，破滞磨坚，胎产俱良，癥瘕颇善，止腰腹疼痛，消痈疽热肿，扑打吐衄能瘳。

泽兰辛温香散，行血破瘀，通③脉安胎，一切痈疽癥瘕，金疮扑打，吐衄诸证皆医，而气味和平，不伤迟利，行经化结之良品也。

益母草

味苦、辛，气平，入足厥阴肝经。活血行经，破瘀通脉，胎产崩漏，痈疽癥瘕，跌打损伤悉效。

益母草调经行血，治一切血证，破瘀扫腐，下死胎，催胞衣，并医各色疮疡。女子良药。

刘寄奴

味苦，微温，入足厥阴肝经。活血行瘀，化癥破结。

刘寄奴善行瘀血，凡经期产后，汤火跌仆，血瘀诸证俱瘳，止便溺失血，金疮不收口并捷。

延胡索

味苦、辛，微温，入足厥阴肝经。调经破血，化块消癥。

延胡索专行滞血，治经瘀腹疼，化积聚癥瘕，理跌仆损伤。

胭脂

味甘，气平，入足厥阴肝经。活血行瘀，消肿止疼。

此红蓝花所作，活血与花同。

䕡茹

味辛，微寒，入足厥阴肝经。行老血，破宿癥，扫除凝血，消磨瘀肉。

䕡茹有去腐决壅之力，《素问》同乌鲗骨治妇人血枯，王氏以为去恶也。

姜 黄

味甘、苦，性寒，入足厥阴肝经。破血化癥①，消肿败毒。

姜黄破瘀血宿癥，消仆损痈疽，止心腹疼痛，平疥癣初生。

地 榆

味苦，气寒，入足厥阴肝经。泻热清肝，凉营止血。

地榆苦寒沉降，止吐衄、便溺、崩漏、金疮诸血。但大凡失血证，内寒者多而热者少，庸工以治下焦血病，最不通。

三 七

味甘，微苦，入足厥阴肝经。和营止血，通脉行瘀。

三七行瘀血而敛新血，凡产后、经期、跌打、痈肿，一切瘀血皆破，凡吐衄、崩漏、刀伤、箭射，一切新血皆止②，血病③之上药也。

蒲 黄

味甘，气平，入足厥阴肝经。行瘀止血。

蒲黄亦行瘀血而敛新血，经产、痈疽、癥瘕、跌仆能破，吐衄、崩漏、痔疮、痢疾④鲜血能止。调经止带，安胎下乳，心腹诸证，下衣催生皆善。

---

① 癥 原作"瘕"，据蜀本、集成本、石印本改。
② 止 原作"出"，据蜀本、集成本、石印本改。
③ 病 原作"产"，据蜀本、集成本改。
④ 疾 原作"痰"，形近之误，据蜀本改。

续　断

味苦，微温，入足厥阴肝经。行血破瘀，敛营补损。

续断行瘀血而敛新血，崩漏、癥瘕、痛疽、瘰疬、淋漓、痔瘘、跌打、金疮诸血，能止能行，有回虚补损、接骨续筋之力。

大　蓟

味苦，微温，入足厥阴肝经。回失红，行瘀血。

大蓟亦行瘀血而敛新血，吐衄、崩漏、痛疽、跌打，及肠痈、血积、金疮、蛊毒、虫毒俱治。

小蓟性同，而力犹薄，不能瘳痛消肿，但破血耳。

茜　草

味苦，微寒，入足厥阴肝经。通经脉瘀塞，止营血流溢。

茜草亦行瘀血，敛新血，吐衄、崩漏、跌打、损伤、痔瘘、疮疖俱治。

即染红茜草根①。

紫　草

味苦，气寒，入足厥阴肝经。清肝凉血，泻火伐阳。

紫草疏利，凉血活瘀，寒胃滑肠。痘色红紫之证，缘营闭卫虚，不能外达，庸工以为血瘀，用紫草治之，百治百死。今古不悟，可恶！

① 即染红茜草根　他本均不载，疑其前有脱文。

玉楸药解
卷一

三　棱

味苦，气平，入足厥阴肝经。破滞行瘀，消积化块①。

三棱磨积聚癥瘕，善破老血，通经利气，下乳堕胎，止经产心腹诸痛②，消跌仆损伤诸瘀，软疮疡痈肿坚硬。

莪　术

味苦、辛，微温，入足厥阴肝经。破滞攻坚，化结行瘀。

莪术消癖块，破血癥③，化脏腑痼冷，散跌仆停瘀，通经开闭，止痛散结。

醋炒用④。

钩藤钩

味甘，微温，入足厥阴肝经。泻湿清风，止惊安悸，治木郁筋惕，惊悸瘛疭。

苍耳子

味苦，微温，入足厥阴肝经。散风湿拘挛，泻湿去风，治肢节挛痛，瘰疬疥疠，风瘙瘾疹。

叶主发散风湿。

豨莶草

味苦，气寒，入足厥阴肝经。止麻木，伸拘挛，通利

---

① 破滞行瘀，消积化块　原作"行瘀清积化块"，据蜀本、集成本、石印本改。

② 痛　原作"病"，诸本均同，音近形近之误，据三棱功用、上下文义改。

③ 消癖块，破血癥　原作"消癖，破血块血癥"，据蜀本、集成本、石印本改。

④ 用　原脱，据蜀本、集成本、石印本补。

关节，驱逐风湿，疮疡壅肿，服涂皆善。

研末，热酒冲①服，治疗疮肿毒，汗出则愈。不可治中风。

羌 活

味苦，气平，入足厥阴肝经。通关逐痹，发表驱风。

羌活泻湿除风，治中风痿痹㖞斜，关节挛痛，皮肤瘙痒，痈疽疥癞诸病。

独活，性同。

天 麻

味辛，微温，入足厥阴肝经。通关透节，泻湿除风，治中风痿痹瘫痪，腰膝牵强，手足拘挛之证，兼消壅肿。

荆 芥

味辛，微温，入足厥阴肝经。散寒发表，泻湿②除风。治鼻口㖞斜，肢体痿痹，筋节挛痛，目眩头旋之证，消疮痍、疥癞、痔瘘、瘰疬，除吐衄、崩漏、脱肛、阴癞。

秦 艽

味苦，气平，入足厥阴肝经。发宣经络，驱除风湿。治中风瘫痪，湿家筋挛骨痛，黄疸之证。

甘 菊 花

味甘，气平，入足厥阴肝经。清风止眩，明目去翳。

菊花清利头目，治头目③疼痛，眩晕之证。庸工凡治头

---

① 冲　原脱，据蜀本、集成本、石印本补。
② 泻湿　原脱，据蜀本、集成本补。
③ 头目　原脱，据蜀本、集成本、石印本补。

目，无不用之，今古相承，不见其效。不知头目眩晕，由湿盛上逆，浊气充塞，相火失根，升浮旋转而成，愚妄以为头风，而用发散之药，此千试不灵之方也。

青 葙 子

味苦，微寒，入足厥阴肝经。清肝泻热，明目驱风。治眼病赤肿，红翳青盲。此庸工习用之药。

谷 精 草

味苦，微温，入足厥阴肝经。明目清风，去翳消障。

谷精草苦①温发散，庸工治头痛目翳之证，谓其能愈头风，愚妄极矣！

木 贼 草

味苦，微温，入足厥阴肝经。明目退翳，清风止崩。

木贼草磨翳清障，除漏止崩。解肌发汗，与麻黄同性。

木 鳖 子

味苦，微温，入足厥阴肝经。软坚化结，消肿破瘀。治恶疮、乳痈、痔瘘、瘿瘤、瘰疬、粉刺、黦斑、癖块、疝气之证。

番木鳖，治喉痹。

青 蒿

味苦，气寒，入足厥阴肝经。清肝退热，泻湿除蒸。治骨蒸热劳，平疥癞瘙痒，恶疮久痢，去男子蒜发②，止金疮血流，医一切湿热之证。淋汁合和石灰，消诸瘀肉。

---

① 苦　原作"辛"，据蜀本、集成本、石印本改。
② 蒜发　斑秃也。

青　黛

味咸，气寒，入足厥阴肝经。清肝泻热，凉胆除蒸。敷金疮臃肿，疗恶犬毒蛇诸伤。

龙胆草

味苦，大寒，入足厥阴肝、足少阳胆经。清肝退热，凉胆泻火。

龙胆草除肝胆郁热，治眼肿赤痛，胬肉高起，疗臕疸发黄，膀胱热涩，除咽喉肿痛诸证。中寒者勿服。

大　青

味苦，大寒，入足厥阴肝、足少阳胆经。清风退火，泻热除蒸。治瘟疫斑疹，黄疸痢疾，喉痹口疮。捣敷肿毒。

小青，同性。

夏枯草

味苦、辛，气寒，入足厥阴肝、足少阳胆经。凉营泻热，散肿消坚。治瘰疬、瘿瘤、仆伤、血崩、带下、白点、汗斑诸证。

鲜者熬膏佳。

山慈菇

味甘、辛，气平，入足厥阴肝、足少阳胆经。消肿败毒，软坚化结。平疮疡肿硬，治痈疽、瘰疬、疔毒、结肿、黯斑、粉滓诸证，涌吐风狂痰涎。

沙　参

味甘，稍苦，微凉，入手太阴肺经。清金除烦，润燥生津。

玉楸药解

卷一

沙参凉肃冲淡，补肺中清气，退头上郁火，而无寒中败土之弊。但情性①轻缓，宜多用乃效。

山东、辽东者佳，坚脆洁白，迥异他产，一切疮疡、疥癣、肿痛、瘙痒皆效。

玄 参

味甘，微苦，入手太阴肺、足少阴肾经。清肺金，生肾水，涤心胸之烦热，凉头目之郁蒸。瘰疬、斑疹、鼻疮、喉痹皆医。

玄参清金补水，凡疮疡热痛，胸膈燥渴，溲便红涩，膀胱癃闭之证俱善。清肺与陈皮、杏仁同服。利水合茯苓、泽泻同服。轻清飘洒，不寒中气，最佳之品。

茅 根

味甘，微寒，入手太阴肺、足太阳膀胱经。清金止血，利水通淋。

白茅根清金利水，敛血通经，治喘哕烦渴，吐衄崩漏，经闭溺涩，水肿黄疸。

初生茅针，止衄血便血，收金疮流血，消肿败毒，下水溃痈。酒煎服，一针溃一孔，二针溃二孔。

花，止吐血，治金疮流血。

芦 根

味甘，性寒，入手太阴肺、足阳明胃经。降逆止呕，清热除②烦。

---

① 情性　蜀本同，他本均脱，据上下文义作"性情"义胜。
② 除　原作"止"，据蜀本、集成本、石印本改。

芦根清降肺胃，消荡郁烦，生津止渴，除呕下食，治噎哕懊恢之证。

芦笋清肺止渴，利水通淋，解鱼肉药箭诸毒。

芦叶清肺止呕，治背疽肺痈。灰汁煎膏，蚀瘀肉，去黑痣。

箨①治金疮瘢②痕。

前 胡

味苦，微寒，入手太阴肺经。清肺化痰，降逆止嗽。

前胡清金泻火，治气滞痰阻，咳逆喘促之证。

百 部

味苦，微寒，入手太阴肺经。清肺止嗽，利水杀虫。

百部清金润肺，宁嗽降逆，杀白蛲蛔虫，一切树木蛀虫，疗疥癣瘙痒，消水气黄肿，洗衣去虱。

白 鲜 皮

味苦，性寒，入手太阴肺、足太阳膀胱经。清金止咳，利水清疸。

白鲜皮清金利水，治咳嗽上气，黄疸溺癃，疥癣鼠瘘。

牛 蒡 子

味苦，气平，入手太阴肺经。清风泻湿，消肿败毒。

牛蒡子发散风湿，清利咽喉，表瘟疹郁蒸，泻气臌水胀，历节肿痛之症。庸工习用小儿疹病。

---

① 箨（tuō 托） 笋壳也。笋长成芦，所脱之皮曰箨，俗谓之笋壳。

② 瘢 原作"灭"，据蜀本、集成本、石印本改。

山豆根

味苦，气寒，入手太阴肺经。清利咽喉肿痛，一切疮疡疥癣，杀寸白诸虫。

金银花

味辛，微凉，入手太阴肺、足厥阴肝经。凉肝清肺，消肿败毒。

金银花清散风湿，消除肿毒，治一切疮疡、杨梅、疥癣、痔瘘、痢疾之类，敷饮俱妙。功次木芙蓉。

马兜铃

味苦，气寒，入手太阴肺经。清肺降逆，定喘止嗽。

马兜铃苦寒泻火，清肺下冲，治咳逆痰喘，痔瘘肿痛，能解蛇虫之毒。多用则吐。

紫苏

味辛，微温，入手太阴肺经。温肺降逆，止喘定嗽。

紫苏辛温下气，治咳逆痰喘，呕吐饮食，利膈通肠，破结消癥，兼驱腰膝湿气。解蟹毒毒人。

白及

味苦，气平，入手太阴肺经。敛肺止血，消肿散瘀。

白及黏涩，收敛肺气，止吐衄失血，治痈疽、瘰疬、痔瘘、疥癣、皯皰之病，跌打、汤火、金疮之类俱善。

南星

味辛，性温，入手太阴肺、足阳明胃经。降气行瘀，化积消肿。

南星辛烈开通，治胃逆肺阻，胸膈壅满，痰涎胶塞，头目眩晕。磨积聚癥瘕，消痈疽肿痛，疗麻痹拘挛，止吐血便红，及疥癣疣^①赘，喉痹口疮，金疮打损，破伤中风之类。功同半夏，而猛烈过之。

水浸二三日，去其白涎，用牛胆丸套者，治痰郁肺热甚佳^②。

常　山

味苦，性寒，入手太阴肺、足阳明胃经。吐痰泻水，消胀除瘿。

常山苦寒迅利，排决痰饮，能吐能下。庸工以治痰疟，有无痰不疟之说，陋矣。

常山即蜀漆根，生用，多服，则作呕吐。

蓖麻子

味苦，气平，入手太阴肺、足太阳膀胱经。下胎衣，收子肠，拔肿毒，泻水癥。

蓖麻子性善收引，敷足则下胎衣，涂顶则收子肠，贴鼻口喝斜，熏咽喉肿痹，熬膏贴肤，拔毒追脓，纸捻入鼻，开癃通闭。又性善走泄，能利大小二肠，下饮潴水癥，兼消肿硬，平瘰疬恶疮。

石　斛

味甘，气平，入手太阴肺、足少阴肾经。降冲泻湿，壮骨强筋。

---

① 疣　原作"瘤"，据蜀本、集成本、石印本改。
② 佳　原作"在"，形近之误，据蜀本改。

石斛下气通关，泻湿逐痹，温肾壮阳，暖腰健膝，治发热自汗，排痈疽脓血，疗阴囊湿痒，通小便淋漓。

浮　萍

味辛，微寒，入手太阴肺经。发表出汗，泻湿清风。

浮萍辛凉发表，治瘟疫斑疹，疗肌肉麻痹，中风㖞斜瘫痪，医痈疽热肿、瘾疹瘙痒、杨梅、粉刺、汗斑皆良①，利小便闭癃，消肌肤肿胀，止吐衄，长须发。

薄　荷

味辛，气凉，入手太阴肺经。发表退热，善泻皮毛。治伤风头痛，瘰疬疥癣，瘾疹瘙痒。滴鼻止衄，涂敷消疮。

藁　本

味辛，微温，入手太阴肺、足太阳膀胱经。行经发表，泻湿驱风。

藁本辛温香燥，发散皮毛风湿，治头皰、面皯、酒齇、粉刺、疥癣之疾。

白　芷

味辛，微温，入手太阴肺、手阳明大肠经。发散皮毛，驱逐风湿。

白芷辛温香燥，行经发表，散风泻湿，治头痛、鼻渊、乳痈、背疽、瘰疬、痔瘘、疮痍、疥癣、风痹、瘙痒、皯皰、疵②瘢之证。兼能止血行瘀，疗崩漏便溺诸血，并医带

---

① 良　原作"驱"，据蜀本、集成本、石印本改。
② 疵　他本均作"瘕"，亦通。

淋之疾。刀伤蛇咬皆善，敷肿毒亦善。

贯 仲

味苦，微寒，入手太阴肺、足厥阴肝经。止血行瘀，破积杀虫。

贯仲收敛营血，消化瘀蒸，治吐衄崩带，积聚痃癖，杀寸白诸虫。

马 兰

味辛，气平，入手太阴肺、足厥阴肝经。止血破瘀，消疳除疟。

马兰调营养血，破旧生新，治吐衄疟痢，消酒疸①水肿，腹痛肠瘀，喉痹口紧，疗金疮折损，解蛊蛇伤，菌毒痔疮。

土 茯 苓

味甘，气平，入足少阴肾经。利水泻湿，燥土健中，壮筋骨而伸拘挛，利关节而消壅肿，最养脾胃，甚止泄利。

土茯苓燥土泻湿，壮骨强筋，止泄敛肠，极有殊效。善治痈疽瘰疬，杨梅恶疮。

灯 心 草

味淡，气平，入足少阴肾经。利水通淋，泻湿开癃。

灯心草利水渗湿，通小便淋涩。烧灰吹喉②，散止鼻衄，并治破伤血流之证。

---

① 疸　原作"痕"，据蜀本、集成本改。
② 烧灰吹喉　诸本均同，据上下文义，疑下有脱文。

木　通

味辛，气平，入足太阳膀胱经。通经利水，渗湿清热。

木通孔窍玲珑，通利窍隧，利水开癃，渗泻膀胱湿热。庸工利水方中，率多用之，而绝不得效。本草诸①家，未参验耳。

萹　蓄

味苦，气平，入足太阳膀胱经。清利膀胱，渗泻湿热。

萹蓄利水泻湿，治黄疸淋涩，消女子阴蚀，杀小儿蛔虫，疗浸淫疥疬，疽痔痛痒②之证。

海　带

味咸，性寒，入足太阳膀胱经。行痰泻火，消瘿化瘤。

海带咸寒疏利，清热软坚，化痰利水，治臌胀瘿瘤。与昆布、海藻同功。

昆　布

味咸，性寒，入足太阳膀胱经。泻水去湿，破积软坚。

昆布咸寒清利，治气臌水胀，瘿瘤瘰疬，癀疝恶疮。与海带、海藻同功。

地　肤　子

味苦，微寒，入足太阳膀胱经。利水泻湿，清热止淋。

地肤子清利膀胱湿热，治小便淋涩，疗头目肿痛、狐疝、阴癀、腰疼、胁痛、血痢、恶疮、阳痿诸证。

苗、叶利水亦捷。

玉楸药解

卷一

萆 薢

味苦，气平，入足太阳膀胱经。泻水去湿，壮骨舒筋。

萆薢疏泄水道，驱经络关节之湿，治手足痿痹瘫痪，小便白浊频数诸证，并医恶疮痔瘘。

牛 膝

味苦、酸，气平，入足太阳膀胱、足厥阴肝经。利水开淋，破血通经。

牛膝疏利水道，治小便淋涩疼痛，疗膝胫痿痹拘挛，通①女子经脉闭结，起男子宗筋软缩，破坚癥老血，消毒肿恶疮，木器刺伤。捣敷金疮，溃痈排脓。堕胎下衣，喉痹舌疮，仆伤打损，瘾疹风癫皆效。

其性下行，肝脾郁陷者勿用。

旱莲草

味甘、酸，入足少阴肾、足厥阴肝经。益肝肾，乌须发。

旱莲草汁黑如墨，得少阴水色，入肝滋血，黑发乌须，止一切失血，敷各种疮毒。汁涂眉发，其生速繁。

天 雄

味辛，性温，入足少阴肾、足厥阴肝经。驱寒泻湿，秘精壮阳。温肾荣筋，治阳痿精滑，膝挛腰痛，心腹疼痛，胸膈痰水。续筋接骨，化癖消癥，排痈疽脓血，起风痹瘫痪，治霍乱转筋。

① 通 原脱，据蜀本、集成本、石印本补。

天雄即附子长大者，制法与附子同，煨，去皮脐，切片，隔纸焙干。稍生服之，则麻木昏晕。

仙茅

味辛，气温，入足少阴肾、足厥阴肝经。壮骨强筋，暖腰温膝。

仙茅暖水荣木，复脉清风，滋筋力，益房帏，治玉麈痿软，皮肤风癞。

去毛，糯米浸汁，去赤汗。

仙灵脾

味辛，苦，微温，入足少阴肾、足厥阴肝经。荣筋强骨，起痿壮阳。

仙灵脾滋益精血，温补肝肾，治阳痿不举，阴绝不生，消瘰疬，起瘫痪，清风明目，益志宁神。

亦名淫羊藿。

羊脂拌炒。

巴戟天

味辛、甘，微温，入足少阴肾、足厥阴肝经。强筋健骨，秘精壮阳。

巴戟天温补精血，滋益宗筋，治阳痿精滑，鬼交梦遗，驱逐脉风，消除痂癞。

去梗，酒浸，蒸晒。

蒺藜

味苦，微温，入足少阴肾、足厥阴肝经。泻湿驱风，敛精缩溺。

蒺藜子疏木驱风，治肝气输泄，精滑溺数，血淋白带。白者良①，与沙苑同性。

菟丝子

味酸，气平，入足少阴肾、足厥阴肝经。敛精利水，暖膝温腰。

菟丝子酸涩敛固，治遗②精淋漓，膝冷腰痛。但不宜于脾胃③，久服中宫壅塞，饮食不化，不可用以误人。

覆盆子

味甘，气平，入足少阴肾、足厥阴肝经。强阴起痿，缩溺敛精。

覆盆子补肝肾精血，壮阳宜子，黑发润颜，治小便短数。

狗脊

味苦，气平，入足少阴肾、足厥阴肝经。泻湿驱寒，起痿止痛。

狗脊泻肾肝湿气，通关利窍，强筋壮骨④，治腰痛膝疼，足肿腿弱，遗精带浊。

去毛，酒蒸。

猴姜

味苦，微温，入足少阴肾、足厥阴肝经。接骨断，止牙痛。

玉楸药解

卷一

---

① 良 原脱，据蜀本、集成本、石印本补。
② 遗 原作"之"，据蜀本、集成本、石印本改。
③ 于脾胃 原作"脾用"，据蜀本、集成本、石印本改。
④ 强筋壮骨 原作"壮筋骨"，据蜀本、集成本、石印本改。

猴姜泻湿通经，治关节疼痛，手足不仁，耳鸣牙疼，筋断骨折，兼疗肾泄。

亦名骨碎补。

远 志

味辛，微温，入手少阴心、足少阴肾经。开心利窍，益智安神。

远志辛散开通，治心窍昏塞，胸膈痹痛。补肾壮阳，敛精止泄，疗骨疽乳痈，一切疮疡肿毒。

菖 蒲

味辛，气平，入手少阴心经。开心益智，下气行郁。

菖蒲辛烈疏通，开隧窍瘀阻，除神志迷塞，消心下伏梁，逐经络湿痹，治耳目瞆聋，疗心腹疼痛，止崩漏带下，胎动半产，散痈疽肿痛，疥癣痔瘘。

生石中者佳。四川道地，莱阳出者亦可用。

地 丁

味苦、辛，微寒，入手少阴心、足少阳胆经。消肿毒①，疗疮疥。

地丁行经泻火，散肿消毒，治痈疽瘰疬，疗毒恶疮。敷食皆佳。

紫花地丁，更胜白花者，亦名蒲公英。蒲公英黄花，非白花②。

---

① 肿毒　原作"毒肿"，据蜀本、集成本、石印本、下文"散肿消毒"乙转。
② 蒲公英黄花，非白花　原脱，据蜀本、集成本、石印本补。

玉楸药解 卷一

漏　芦

味咸，微寒，入足少阴肾、足厥阴肝经。利水秘精，凉血败毒。

漏芦咸寒，利水泻湿，清肝退热，治失溺、遗精，淋血、便红，眼痛、目赤，背疽、乳痈，痔瘘、瘰疬，白秃、金疮，历节、带下、泄利。治一切虫伤跌打，恶疮毒肿，排脓止血，服浴皆善。下乳汁最捷。

海金沙

味甘，性寒，入足太阳膀胱经。利水泻湿[①]，开癃止淋。

海金沙清泻膀胱湿热，治膏、血、砂、石诸淋，消臌胀肿满。

沙乃草上细粉，如蒲黄然。

千金子

味辛，微涩，入足阳明胃、手阳明大肠、手太阳小肠、足太阳膀胱经。泻水下痰，决瘀扫腐。

千金子下停痰积水，一扫而空，功力迅速，远胜他药，亦不甚伤中气，凡食积血块，老癖坚癥，经闭胞转，气臌水胀，皆有捷效。兼泻蛊毒，疗蛇咬，点黑子赘疣，愈疥癣鼾黯。

去壳服。白仁纸包，压去油净，取霜，每服十余粒。亦名续随子。

---

① 湿　原作"关"，据蜀本、集成本、石印本改。

卷二

玉楸药解

昌邑黄元御坤载著

木 部

降 香

味苦，微温，入足太阴脾、手少阴心经。疗梃刃伤损，治痈疽肿痛。

降香芳烈辛温，烧之辟疫疠之邪，痈疽之病，与夫跌打金疮，皮破血漏，筋断骨伤皆疗。

丁 香

味辛，气温，入足太阴脾、足阳明胃经。温燥脾胃，驱逐胀满，治心腹疼痛，除腰腿湿寒，最止呕哕，善回滑溏，杀虫解蛊，化块磨坚，起丈夫阳弱，愈女子阴冷。

丁香辛烈温燥，驱寒泻湿，暖中扶土，降逆升陷，善治反胃肠滑，寒结腹痛之证。

用母丁香。雄者为鸡舌香。

木 香

味辛，微温，入足太阴脾、足阳明胃经。止呕吐泄利，平积聚癥瘕，安胎保妊，消胀止痛。

木香辛燥之性，破滞攻坚，是其所长。庸工以治肝家之病，则不通矣，肝以风木之气，凡病皆燥，最不宜者。

面煨实大肠，生磨消肿病。

白檀香

味辛，微温，入足阳明胃、足太阴脾、手太阴肺经。治心腹疼痛，消瘕疝凝结。

白檀香辛温疏利，破郁消满，亦治吐胀呕泄之证，磨涂面上黑痣。

紫檀香破瘀消肿，止金疮血漏，煎饮磨涂最良。

乌 药

味辛，气温，入足阳明胃、足太阴脾、手太阴肺经。破瘀泻满，止痛消胀。

乌药辛散走泄，治痛满吐利，胀肿喘息，寒疝冲突，脚气升逆之证。但不宜虚家，庸工以之治虚满之病，非良法也。

槟 榔

味苦、辛，性涩，气温，入足太阴脾、足阳明胃经。降浊下气，破郁消满，化水谷之陈宿，行痰饮之停留，治心腹痛楚，疗山水瘴疠。

槟榔辛温，下气破滞，磨坚行瘀，败陈宿之气，亦有用之良材。若气虚作满，则损正益邪，不能奏效矣。

大腹子

味辛、苦，性涩，气温，入足太阴脾、足阳明胃经。下气宽胸，行郁散浊。

大腹子即槟榔之别产，而大腹者，性既相同，效亦不殊。

大腹皮专治皮肤肿胀，亦甚不宜虚家。肿胀有根本，皮肤是肿胀之处所，非肿胀之根本也，庸工不知根本，但于皮肤求之，非徒无益，而又害之。

阿　魏

味辛，气臭，入足太阴脾、足厥阴肝经。辟温御瘴，破积消癥。

阿魏辛烈臭恶，化血积血癥，固瘕[1]癫疝，杀小虫，消疟母，辟温疫瘴疠之灾，解蕈[2]菇牛马之毒。

阿魏生西番昆仑地，是木汁坚凝成冰，松脂渍胶，臭恶异常。炒研入碗，磁面崩损，成片而下，其克伐剥蚀之力，无坚不破，化癖磨癥，此为第一，但可入膏药敷贴，不宜汤丸服饵也。

炒焦，研细。

苏　木

味辛、咸，气平，入足厥阴肝经。调经行血，破瘀止痛。

苏木善行瘀血，凡胎产癥瘕，疮疡跌仆，一切瘀血皆效。

血　竭

味咸，气平，入足厥阴肝经。破瘀行血，止痛续伤。

---

① 瘕　原作"痂"，音近之误，据蜀本、集成本、石印本改。
② 蕈　原作"劳"，形近之误，据蜀本、集成本、石印本改。

玉楸药解

卷二

血竭破瘀血，癥瘕积块，跌仆停瘀皆良，亦止鼻衄便血，并治恶疮疥癣。

乳　香

味辛，微温，入足厥阴肝经。活血舒筋，消肿止痛。

乳香活血行瘀，治心腹疼痛，消痈疽结肿，散风癫瘙痒，平跌打溃烂，止口眼㖞斜，舒筋脉挛缩。

炒干，研用。

没　药

味苦，气平，入足厥阴肝经。破血止痛，消肿生肌。

没药破血行瘀，化老血宿癥，治痈疽痔瘘，金疮杖疮，跌仆损伤，一切血瘀肿痛，疗经期产后、心腹疼痛诸证。

制同乳香。

棕　榈　毛

味苦，性涩，气平，入足厥阴肝经。收敛失血，固涩肠滑。

棕榈毛收涩之性，最能止血，凡九窍流溢，及金疮跌打诸血皆止。

摘断，烧灰存性用。

芜　荑

味辛，气平，入足厥阴肝经。杀虫破积，止痢消疮。

芜荑杀脏腑诸虫，磨气积血癥，治痔瘘疥癣，一切诸疮，止寒冷痢。

芦　荟

味苦，性寒，入足厥阴肝经。杀虫消痔，退热除疳。

芦荟清热杀虫，治痔瘘疥癣。

亦名象胆。

肉　桂

味甘、辛，气香，性温，入足厥阴肝经。温肝暖血，破瘀消癥，逐腰腿湿寒，驱腹胁疼痛。

肝属木而藏血，血秉木气，其性温暖。温气上升，阳和疏布，积而成热，则化心火。木之温者，阳之半升，火之热者，阳之全浮也。人知气之为阳，而不知其实含阴精，知血之为阴，而不知其实抱阳气。

血中之温，化火为热之原也，温气充足，则阳旺而人康，温气衰弱，则阴盛而人病。阳复则生，阴胜则死，生之与死，美恶不同，阳之与阴，贵贱自殊。蠢①飞蠕动，尚知死生之美恶，下士庸工，不解阴阳之贵贱，千古祸源，积成于贵阴贱阳之家矣。

欲求长生，必扶阳气，扶阳之法，当于气血之中培其根本。阳根微弱，方胎水木之中，止②有不足，万无有余，世无温气太旺而生病者。其肝家痛热，缘生意不足，温气抑郁而生风燥，非阳旺而阴虚也。

肉桂温暖条畅，大补血中温气，香甘入土，辛甘入木，辛香之气，善行滞结，是以最解肝脾之郁。

金之味辛，木之味酸，辛酸者，金木之郁，肺肝之病

---

① 蠢　虫动也。
② 止　仅也。

玉楸药解

卷二

也。盖金之性收，木之性散，金曰从革①，从则收而革不收，于是作辛。木曰曲直②，直则散而曲不散，于是作酸。辛则肺病，酸则肝病，以其郁也，故肺宜酸收而肝宜辛散。肺得酸收，则革者从降而辛味收，肝得辛散，则曲者直③升而酸味散矣。事有相反而相成者，此类是也。肝脾发舒，温气升达，而化阳神。阳神司令，阴邪无权，却病延年之道，不外乎此。

凡经络埋瘀，脏腑癥结，关节闭塞，心腹疼痛等证，无非温气微弱，血分寒冱之故。以至上下脱泄，九窍不守，紫黑成块，腐败不鲜者，皆其证也。女子月期产后，种种诸病，总不出此。悉宜肉桂，余药不能。

肉桂本系树皮，亦主走表，但重厚内行，所走者表中之里。究其力量所至，直达脏腑，与桂枝专走经络者不同。

杜 仲

味辛，气平，入足厥阴肝经。荣筋壮骨，健膝强腰。

杜仲去关节湿淫，治腰膝酸痛，腿足拘挛，益肝肾，养筋骨。

五 加 皮

味辛，微温，入足厥阴肝经。逐湿开痹，起痿伸挛。

五加皮通关泻湿，壮骨强筋，治腰痛膝软，足痿筋拘，男子阳痿囊湿，女子阴痒阴蚀，下部诸证。

---

① 金曰从革　语出《尚书·洪范篇》。
② 木曰曲直　语出《尚书·洪范篇》。
③ 直　原作"宜"，诸本均同，形近之误，据上下文义改。

蔓荆子

味苦，微温，入足厥阴肝经。泻风湿，清头目。

蔓荆子发散风湿，治麻痹拘挛，眼肿头痛之证。

头目疼痛，乃胆胃逆升，浊气上壅所致，庸医以为头风，而用蔓荆子发散之药，不通极矣！诸家本草，皆出于下士之手，此等妄言，不胜其数。

密 蒙 花

味甘，微寒，入足厥阴肝经。清肺润燥，明目去翳。

密蒙花清肝明目，治红肿翳障。庸工习用，不效也。治病不求其本，不解眼病根源，浪用一切清凉发散之药，百治不得一效，此庸工之所以庸也。

大 风 子

味苦，微热，入足厥阴肝经。搽疥疠，涂杨梅。

大风子辛热发散，治风癣、疥疠、杨梅之证。取油涂抹。

研烂，器①收，汤煮，密封，煎黑如膏，名大枫子油。

槐 实

味苦，性寒，入足厥阴肝经。凉血清风，润肠消痔。

槐实苦寒，清肝家风热，治痔瘘肿痛，阴疮湿痒，明目止泪，清心除烦，坠胎催生，乌须黑发，口齿热痛，头目晕眩，寒泻大肠，润燥开结。

---

① 器　他本均作"瓶"，可参。

楝 子

味苦，性寒，入足厥阴肝经。泻火除狂，利水止痛。

苦楝子清肝泻热，利水杀虫，治瘟疫伤寒，烦躁狂乱，止腹痛溺癃，癫病痔瘘，大便下血。

亦名金铃子。

竹 沥

味甘，性寒，入手太阴肺经。清肺行痰。

竹沥甘寒疏利，清胸膈烦渴，开痰涩胶黏，治中风心肺郁热，孔窍迷塞之证。

鲜竹去节，火烘沥下，磁^①器接之。其性虽寒，不至滑泻肠胃，清上之药，最为佳品。

荆 沥

味甘，气平，入手太阴肺经。化痰泻热，止渴清风。

荆沥化痰驱风，治头目^②晕眩，中风不语之病。功与竹沥相同，热宜竹沥，寒宜荆沥。

榆白皮

味甘，气平，入手太阴肺、足太阳膀胱经。止喘降逆，利水消肿。

榆白皮清金利水，治齁喘咳嗽，淋漓消渴，滑胎催生，行血消肿，痈疽发背，瘰疬秃疮。

木芙蓉

味辛，气平，入手太阴肺、足厥阴肝经。清风泻热，

---

① 磁 同"瓷"。
② 目 原脱，据蜀本、集成本、石印本补。

凉血消毒。

木芙蓉清利消散，善败肿毒，一切疮疡，大有捷效。
涂饮俱善。

金 樱 子

味咸，性涩，入手阳明大肠、足厥阴肝经。敛肠止泄，
固精断遗。

金樱子酸敛涩固，治泄利遗精。肝气①郁结者不宜。酸
敛之品，服之则遗精愈甚，当与升达之药并用。

辛 夷

味辛，微温，入手太阴肺、足阳明胃经。泻肺降逆，
利气破壅。

辛夷降泻肺胃，治头痛，口齿疼，鼻塞，收涕去齈②，
散寒止痒，涂面润肤，吹鼻疗疮。

亦名木笔花。

苏 合 香

味辛，性温，入手太阴肺、足厥阴肝经。辟鬼驱邪，
利水消肿。

苏合香走散开通，能杀虫辟恶除邪，治肿胀疹痱③，气
积血癥，调和脏腑，却一切不正之气，

安 息 香

味辛、苦，气温，入手太阴肺、足厥阴肝经。除邪杀

---

① 气　原脱，据蜀本、集成本、石印本补。
② 齈　原作"肝"，音近之误，据蜀本、集成本、石印本改。
③ 痱　原作"瘆"，据蜀本、集成本、石印本改。

鬼，固精壮阳。

安息香温燥窜走，治鬼支邪附，阳痿精遗，历节疼痛，及心腹疼痛之病。熏服皆效。烧之神降鬼逃。

韶　脑

味辛，性热，入手太阴肺、足厥阴肝经。通经开滞，去湿杀虫。

韶脑辛烈之性，通关透节，去湿，逐风寒，治心疼腹痛，脚气牙虫，疥癣秃疮。箱笼席簟，杀蠹辟虱。

冰　片

味辛，性凉，入手太阴肺、足厥阴肝经。去翳明目，开痹通喉。

冰片辛凉开散，治赤目白翳，喉痹①牙疼，鼻瘜，舌出肠脱，杀虫消痔，开窍散火。

蕤　仁

味甘，微温，入手太阴肺、足厥阴肝经。明目止疼，退赤收泪。

蕤仁理肺疏肝，治眼病赤肿，目烂泪流，鼻痛衄血，痞痰阻隔。生治多睡，熟治不眠。

琥　珀

味辛、甘，气平，入手太阴肺、足厥阴肝经。明目去翳，安魂定魄。

琥珀凉肺清肝，磨障翳②，止惊悸，除遗精白浊，下死

---

① 喉痹　原作"头痛"，据蜀本、集成本改。
② 翳　原脱，据蜀本、集成本、石印本补。

胎胞衣，涂面益色，敷疔拔毒，止渴除烦，滑胎催生。

乳浸三日，煮软，捣碎。

淡竹叶

味甘，微寒，入足太阳膀胱经。利水去湿，泻热除烦。

淡竹叶甘寒渗利，疏通小便，轻泻膀胱湿热。

没石子

味苦，微温，入足少阴肾、足厥阴肝经。补精血，乌须发。

没石子性气温涩，治虚冷滑泄，赤白痢疾。合药染须。烧灰扑汗，治阴汗。

亦名无余子。

焙，研屑用。

桑葚

味甘，气辛，入足大阳膀胱、足厥阴肝经。止渴生津，消肿利水。

桑葚滋木利水，清风润燥，治消渴癃淋，瘰疬秃疮，乌须黑发。

桑叶治脚气水肿，仆损金疮，行瘀止渴，长发明目。

桑枝治脚气中风，㖞斜拘挛，咳嗽上气，紫白癜风，消痈疽，利小便。

桑皮汁灭黑痣恶肉，敷金疮，化积块。亦名木砳①。

桑花涩肠止嗽，治吐衄崩带。

女贞子

味苦，气平，入足少阴肾、足厥阴肝经。强筋健骨，秘精壮阳，补益精血，长养精神。

女贞子隆冬苍翠，非其温暖之性，不能如是。

楮实子

味甘，气平，入足少阴肾、足太阳膀胱、足厥阴肝经。起痿助阳，利水消肿。

楮实子温暖[1]肝肾，补益虚劳，壮筋骨，强腰膝，治阳事痿弱，水气胀满，明目去翳，充肤悦颜，疗喉痹金疮，俱效。

枸杞子

味苦、微甘，性寒，入足少阴肾、足厥阴肝经。补阴壮水，滋木清风。

枸杞子苦寒之性，滋润肾肝，寒泻脾胃，土燥便坚者宜之。水寒土湿，肠滑便利者，服之必生溏泄。《本草》谓其助阳，甚不然也。

根名地骨皮，清肝泻热，凉骨除蒸，止吐血齿衄，金疮血漏，止热消渴。

桑寄生

味苦，气平，入足少阴肾、足厥阴肝经。壮骨荣筋，止血通乳。

桑寄生通达经络，驱逐湿痹，治腰痛背强，筋痿骨弱，

---

① 温暖 原作"暖温"，据蜀本、集成本、石印本乙转。

血崩乳闭胎动，腹痛痢疾，金疮痛疽，坚发齿，长眉须。

雷 丸

味苦，性寒，入手少阴心、足厥阴肝经。杀虫解蛊，止汗除癫。

雷丸清热疏肝，杀寸白小虫，驱风除癫，止小儿汗。久服令人阴痿。

甘草水浸，去皮，切，炮为末，扑身止①汗。

天竺黄

味甘，性寒，入手少阴心、足少阳胆经。泻热宁神，止惊除痰。

天竺黄清君相火邪，治惊悸癫痫，中风痰迷，失音不语，明目安心，清热解毒。

柏子仁

味甘、辛，气平，入足太阴脾、手阳明大肠、手少阴心、足厥阴肝经。润燥除湿，敛气宁神。

柏子仁辛香甘涩，秉②燥金敛肃之气，而体质则极滋润，能收摄神魂，宁安惊悸，滑肠开秘，荣肝起痿，明目聪耳，健膝强腰，泽润舒筋，敛血止汗。燥可泻湿，润亦清风，至善之品。

蒸、晒、舂、簸，取仁，炒，研。烧沥取油，光泽须发。涂抹癣疥，搽黄水疮湿，最效。

---

① 止 原作"出"，据集成本、石印本改。
② 秉 原作"乘"，形近音近之误，据蜀本改。

玉楸药解

卷二

松 子 仁

味甘、辛，气平，入手太阴肺、手阳明大肠、手少阴心、足厥阴肝经。润燥清风，除湿开痹。

松子仁与柏子仁相同，收涩不及而滋润过之，润肺止咳，滑肠通秘，开关逐痹，泽肤荣毛，亦佳善之品。研，揩须发，最生光泽。

松子大如豆粒，光头三角，出云南、辽东，中原无此。

松香治痈疽疥痹，秃疮血瘘，止痛生肌，排脓收口，止崩除带，强筋固齿，历节疼痛，阴囊湿痒。

松节治腰腿湿痹，筋骨疼痛。

松花止血。

卷三

玉楸药解

昌邑黄元御坤载著

金石部

钟乳

味甘，性温，入足太阴脾、手太阴肺、足少阴肾、足厥阴肝经。宁嗽止喘，敛血秘精。

石钟乳燥湿悍疾，治脾肾湿寒，遗精吐血，肠滑乳闭，虚喘劳嗽，阳痿声哑，其功甚速。寒消湿去，食进气充。恃此纵欲伤精，阳根升泄，往往发为消淋痈疽之证。固缘金石剽悍，亦因服者恃药力而雕斫①也。

硫黄

味酸，性温，入足太阴脾、足少阴肾、足厥阴肝经。驱寒燥湿，补火壮阳。

石硫黄温燥水土，驱逐湿寒，治虚劳咳嗽，呕吐泄利，衄血便红，冷气寒瘕，腰软膝痛，阳痿精滑，痈疽痔瘘，

---

① 雕斫　"雕"，损伤也，"斫"，削也。"雕斫"，损削也。

疥癣癫秃，敷女子阴痒，洗玉门宽冷，涂齆疣耵耳^①，消胬肉顽疮。

入萝卜内，稻糠火煨熟，去其臭气，研细用。

硝石能化硫为水，以竹筒盛，埋马粪中，一月成水，名硫黄液。

硇 砂

味辛，性温，入足太阴脾、手太阴肺经。攻坚破结，化痞磨癥。

硇砂辛烈消克，治气块血癥，老翳胬肉，停食宿脍，疣痣赘瘤之属。《本草》谓其暖胃益阳，消食止嗽，备载服食之法。如此毒物，能^②使金石销毁，何可入腹！但宜入膏散外用耳。

西番者佳。

金 屑

味辛，性寒，入足阳明胃、手太阴肺经。镇定魂魄，宁安惊悸。

金屑服之杀人，性同鸩酒，古人赐死，往往用此。《本草》谓其能止咳嗽吐血，惊悸癫痫。方士制炼服饵，以为长生不死，荒妄极矣。或谓生者有毒，熟者无毒，胡说之至！庸工每常用之。即至少服，不至^③杀人，而惊悸自有原本，镇重之物，何能得^④效！

---

① 齆疣耵耳　他本均作"鼻齆疣痣"，可参。
② 能　原作"解"，据蜀本、集成本、石印本改。
③ 至　他本均作"致"。
④ 得　原脱，据蜀本、集成本、石印本补。

砒 霜

味苦、辛，性热，入足太阴脾、手太阴肺、足厥阴肝经。行痰化癖，截疟除䶞。

砒霜辛热大毒，治寒痰冷癖，久疟积痢，疗痔瘘瘰疬，心痛䶞喘，蚀痈疽腐肉，平走马牙疳。

生名砒黄，炼名砒霜，经火更毒，得酒愈烈，过脐则生吐泄，服一钱杀人！

花 乳 石

味酸，性涩，气平，入足厥阴肝经。止血行瘀，磨瞖①消瘴。

花乳石功专止血，治吐衄崩漏，胎产刀杖，一切诸血。善疗金疮，合硫黄锻炼，敷之神效。亦磨远年障瞖，化瘀血老癥，落死胎，下②胞衣。

煅，研，水飞用。

密 陀 僧

味辛，气平，入足厥阴肝经。宁嗽止惊，化积杀虫。

密陀僧沉坠下行，能降痰止吐，化积除惊，宁嗽断痢，止血消肿，平痔瘘汗斑，口疮鼻䘌，臁疮骨疽之属。

研细，水飞。

空 青

味苦，性寒，入足厥阴肝经。磨瞖明目，化积行瘀。

空青清肝破滞，治目昏眼痛，赤肿障瞖，通经下乳，

玉楸药解

卷三

---

① 瞖 原作"郁"，诸本均同，据下文"磨远年障瞖"改。
② 下 原脱，据蜀本、集成本、石印本补。

利水消癥。

石子如卵，内含水浆，摇之有声，其名空青，点久年翳膜青盲，壳亦磨障。亦有内裹白面者，搽肿毒疮疖甚效。亦空青之别种，极难得也。

层 青

味酸，性寒，入足厥阴肝经。明目去翳，破积杀虫。

层青治眼痛赤烂多泪，明目。磨癥化积，亦同空青。

层青色如波斯青黛，层层而出，故名。

石 青

味甘，气平，入足厥阴肝经。明目止痛，消肿破癥。

石青清肝退热，治目昏眼痛，跌打金疮，消痈肿，化积聚，吐顽痰。

石 绿

味酸，气平，入足厥阴肝经。止泄痢，吐风痰。

石绿清凉重坠，治风痰壅闷，急惊昏迷。

青 礞 石

味咸，气平，入手太阴肺、足太阴脾经。化痰消谷，破积攻坚。

青礞石重坠下行，化停痰宿谷，破硬块老癖。其性迅利，不宜虚家。庸工有滚痰丸方，用礞石、大黄，泻人中气，最可恶也。

海 浮 石

味咸，气平，入手太阴肺、足厥阴肝经。化痰止渴，破滞软坚。

海浮石咸寒通利，能化老痰，消积块，止渴，通淋涩，去翳障，平瘿瘤，清金止嗽，泻湿消疝。亦兼治疔毒恶疮。

铁　锈

味咸，气平，入手太阴肺、足厥阴肝经。消肿败毒，降逆清热。

铁锈重坠清降，消肿毒恶疮，疗蜘蛛蜈蚣诸伤。

铜　青

味咸，气平，入手太阴肺、足厥阴肝经。止血行痰，消肿合疮。

铜青即铜绿，酸涩，能合金疮，止血流，平牙疳①肉蚀，收烂弦冷泪，消䘌疮顽癣，疗痔瘘杨梅，去风杀虫，生发点痣。功专外用，不入汤丸。医书用吐痰，殊非良法。

石　灰

味辛，性温，入手太阴肺、手阳明大肠经。止血，化积，杀虫。

石灰温暖燥烈，收湿驱寒，治痛疽疥癣，瘰疬癥瘕，痔瘘瘿疣，白癜黑痣，松刺瘜肉，水泄红烂，赤带白淫，脱肛阴挺，囊坠发落，牙疼口喝，止痛合疮，生肌长肉，坠胎杀虫，染发乌须，收金疮血流。但可外用熏敷涂，不可服饵。

牛胆拌套，风干者佳。

---

① 疳　原作"兔"，据蜀本、集成本、石印本改。

绿 矾

味酸，性凉，入手太阴肺、手阳明大肠经。消痞化积，止血平疮。

绿矾燥烈收涩，治痰涎疟利，积聚胀满，喉痹牙虫，耳疮眼疼，弦烂水肿，崩中便血，疥癣秃疮之烂蛆生者。亦外用，未可轻服。

蓬 砂

味咸，性凉，人手太阴肺经。化痰止嗽，磨翳消癥。

蓬砂消癥化瘀①，治癖积翳障，胬肉结核，喉痹骨鲠。《本草》谓其化痰止嗽，清肺生津，除反胃噎膈。此非循良之性，未可服饵也。

胆 矾

味酸，性寒，入手太阴肺经。降逆止嗽，消肿化积。

胆矾酸涩燥收，能克化癥结，消散肿毒，治齿痛牙疳，喉痹牙虫，鼻内阴蚀，脚疽痔瘘，杨梅，金疮，白癜，一切肿痛，疔带下崩中，治上气眼疼弦烂，疯狗咬伤，百虫入耳，腋下狐臭，吐风痰最捷。

炉 甘 石

味甘，气平，入手太阴肺经。明目退翳，收敛疮肉。

炉甘石清金燥湿，治眼病红肿，翳障，弦烂泪流，兼医痔瘘下疳，止血消毒，并疗阴囊湿痒。

炉甘石生金银矿，秉寒肃燥敛之气，最能收湿合疮，

---

① 消癥化瘀　原作"消化瘀痰"，据蜀本、集成本、石印本改。

退翳除烂。但病重根深，不能点洗收效，必须服药饵，用拔本塞源之法。若眼科诸言，一派胡说，不可服也。

锻红，童便浸数次，水洗，研细，水飞。

珊　瑚

味辛，气平，入手太阴肺经。点眼去翳，吹[①]鼻止衄。

珊瑚磨翳消障，功载《本草》，而取效甚难，至谓化血止衄，则其说更荒涎。

玛　瑙

味辛，气平，入手太阴肺经。点眼去翳，熨目消红。

玛瑙磨翳退障，存此一说可也，至于收功奏效，则未能矣。

石　燕

味甘，性凉，入足少阴肾、足太阳膀胱经。利水通淋，止带催生。

石燕甘寒渗利，泻膀胱湿热，治淋沥热涩，溺血便血，消渴带下，痔瘘障翳，齿动牙疼，卷毛倒睫。

石　蟹

味苦、咸，性寒，入手少阴心、足少阳胆经。清心泻热，明目磨翳。

石蟹咸寒泻火，治青盲白翳，瘟疾热疾，催生落胎，行血消肿，痈疽热毒，吹喉痹，解漆疮。

玉楸药解

卷三

---

① 吹　其下原衍"耳"字，据蜀本、集成本、石印本删。

石　蚕

味苦，微凉，入足太阳膀胱经。通淋沥，生肌肉。

石蚕清利膀胱，治石淋血结，磨服则下碎石。

石　鳖

味甘，性凉，入足太阳膀胱经。通淋沥，止便血。

石鳖清膀胱湿热，治小便淋沥。

阳 起 石

味咸，微温，入足少阴肾、足厥阴肝经。起痿壮阳，止带调经。

阳起石温暖肝肾，强健宗筋，治寒疝冷瘕，崩漏带下，阴下湿痒，腰膝酸疼，腹痛无子，经期不定。

吸 铁 石

味辛，微寒，入足少阴肾、手太阴肺经。补肾益精。

吸铁石收敛肺肾，治耳聋目昏，喉痛颈核，筋羸骨弱，阳痿脱肛，金疮肿毒，咽铁吞针，敛肝止血，种种功效，悉载《本草》。庸工用之，殊无应验，非药石中善品也。

火煅，醋淬，研细，水飞。

自 然 铜

味辛，气平，入足少阴肾、足厥阴肝经。补伤续绝，行瘀消肿。

自然铜燥湿①行瘀，止痛续折，治跌打损伤，癥瘕积聚，破血消瘿，宁心定悸，疗风湿瘫痪之属。

---

① 湿　原作"温"，形近之误，据蜀本、集成本、石印本、下文"自然铜收湿"改。

自然铜收湿之力，与①无名异同。

火锻，醋淬，研细，水飞。

无名异

味咸，气平，入足少阴肾、足厥阴肝经。接骨续筋，破瘀消肿。

无名异燥湿行瘀，消肿止痛，治金疮打损，筋断骨折，痛疽杨梅，痔瘘瘰疬，脚气臁疮之类。

无名异善收湿气，调漆炼油，其干甚速，至燥之品。

铁落

味辛，气平，入手少阴心，足少阳胆经。宁心下气，止怒除狂。

生铁落，《素问·病能论》用治怒狂，曰：生铁落者，下气疾也。肝主怒，肝虚则惊悸善恐，胆旺则风②狂善怒，铁落镇伏肝胆，收摄神魂，止惊除狂，是所长也。

针砂

味咸，气平，入手少阴心、足太阳膀胱经。宁神止惊，泻湿消胀。

针砂镇定心神，疏通水道，治惊痫，扫痰饮，治水胀，除黄疸③，缩瘿瘤，染须发。然金石重坠，未宜轻服。炒熨手足，去湿痹疼痛，甚效。

---

① 与 原脱，据蜀本、集成本、石印本补。
② 风 通"疯"。《正字通》："风，别作疯。"
③ 疸 原作"疸"，形近之误，据集成本改。

水 银

味辛,性寒，入手少阴心、足少阴肾经。杀虫去虱，止痛拔毒。

水银大寒至毒，治疥癣痔瘘，杨梅恶疮，灭白癜粉疱。但可涂搽，不可服饵，服之痿阳绝产，筋挛骨痛。

古人服方士烧炼水银，以为不死神丹，殒命夭年，不可胜数，帝王将士①多被其毒。古来服食求神仙，多为药所误，其由来远矣。

勿入疮口。

轻 粉

味辛，性寒，入足少阴肾、足厥阴肝经。搽疥癣，涂杨梅。

轻粉辛冷毒烈，服之筋骨拘挛，齿牙脱落。庸工用治杨梅恶疮，多被其毒，不可入汤丸也。《本草》谓其治痰涎积滞，气臌水胀。良药自多，何为用此！

轻粉即水银、盐、矾升炼而成者，其性燥烈，能耗血亡津，伤筋损骨。

玄 明 粉

味辛、咸，性寒，入手少阴心、手太阴肺经。泻热除烦，扫癥破结②。

玄明粉咸寒疏荡，治心肺烦热，伤寒发狂，眼痛鼻衄，宿滞老癖。

玉楸药解

卷三

---

① 将士　他本均作"卿相"，义胜。
② 扫癥破结　原作"扫磨癥结"，据蜀本、集成本、石印本改。

玄明粉乃朴硝、萝卜、甘草熬炼而成，是方士造作，以为服食却病。之①药泻火伐阳，舍生取死，原非通制，不必用也。

百 草 霜

味辛，气平，入足厥阴肝经。敛营止血，清热消瘀。

百草霜专止失血，治吐衄便溺，治产漏诸血甚效。

百草霜即灶内烟煤，与釜脐灰同性。

玉楸药解

卷三

玉楸药解

昌邑黄元御坤载著

果 部

龙 眼

味甘，微温，入足太阴脾、足厥阴肝经。补脾养血，滋肝生精。

龙眼甘能益脾，润可生精，滋肝木而清风燥，降心火而消热烦，补阴生血，而不至滋湿伐阳，伤中败土，至佳之品，胜归地诸药远矣。以有益智之名，《本草》谓其宁神益智，神归于血，智生于神，此亦固有之理也。至于惊悸不寐，根因湿旺胃逆，阳泄不藏，严氏归脾，以为血虚，而用龙眼，则难效矣。

荔 枝

味甘，性温，入足太阴脾、足厥阴肝经。暖补脾精，温滋肝血。

荔枝甘温滋润，最益脾肝精血。木①中温气，化火生

---

① 木 原作"之"，据蜀本、集成本、石印本改。

神，人身之至宝。温气亏损，阳败血寒，最宜此味。功与龙眼相同，但血热宜龙眼，血寒宜荔枝。木郁血热，火泄金燔者食之，则龈肿鼻衄，非所当服。

干者味减，不如鲜者，而气质和平，补益无损，不至助火生热，则大胜鲜者。其功生津止渴，悦色益颜，发①痘消疮，治肿疔、瘰疬、赘瘤之类。

荔枝核治癞疝囊肿。

甘　蔗

味甘，微寒，入足太阴脾、足阳明胃经。泻热除烦。

蔗浆甘寒，解酒清肺，故《汉书》有蔗浆折朝醒，王维有大官还有蔗浆寒之语。土燥者最宜，阳衰湿旺者服之，亦能寒中下利。《本草》谓其下气止呕，则虽属甘缓，亦颇疏利不壅。与白沙糖性同②，功用相仿。

甜　瓜

味甘，性寒，入足太阴脾、足阳明胃经。清烦止渴，解暑凉蒸。

甜瓜甘寒疏利，甚清暑热，但泻胃滑肠，阳衰土湿者食之必泄利，生冷败脾，以此为最。

莲　子

味甘，性平，入足太阴脾、足阳明胃、足少阴肾、手阳明大肠经。养中补土，保精敛神，善止遗泄，能住滑溏。

莲子甘平，甚益脾胃，而固涩之性，最宜滑泄之家，

---

① 发　原作"登"，据蜀本、集成本、石印本改。
② 同　原作"平"，诸本均同，音近之误，据上下文义改。

遗精便溏，极有良效。

心名莲薏，苦寒泻火，治心烦上热之证。阳虚火败，去心用。

藕能活血破瘀，敷金疮折伤，生食清肺止渴，蒸食开胃止泄。

莲蕊固精止血，悦色乌须。

莲房止崩漏诸证。

荷蒂能领诸药，直至巅顶。

胡　桃

味甘，性涩，气平，入足阳明胃、手太阴肺经。宁嗽止喘，利水下食。

胡桃核敛涩滋润，能进饮食，止喘嗽，润肠胃，通淋涩，除崩漏，消痈肿，敷瘰疬，涂疥癣，疗头疮、鼻齇、聤耳、便血、吞铜①、遗精、失溺，泽肤润肠，黑乌须发，治腰疼、腹痛、寒疝、红痢、醋②心之类，鱼口、便毒、火烧、打损、疔疮之属。

油胡桃③治痈肿疥癣，杨梅秃疮，润泽须发。

青皮染髭须白癜。

山　楂

味酸、甘，气平，入足太阴脾、足厥阴肝经。消积破结，行血开瘀。

---

① 吞铜　他本均不载，疑衍。
② 醋　原作"酷"，形近之误，据蜀本改。
③ 桃　原作"核"，形近之误，据蜀本、集成本、石印本改。

山楂消克磨化，一切宿肉停食，血癥气块皆除。

栗 子

味甘、咸，气平，入足太阴脾、足少阴肾经。补中培土，养胃益脾。

《素问·脏气法时论》：脾色黄，宜食咸，大豆、豕肉、栗、藿皆咸。戊土降于丁火，得离中之阴精，己土升于癸水，得坎中①之阳气，故苦则入胃，咸则归脾。栗子咸甘入脾，补中助气，充虚益馁，培土实脾，诸物莫逮，但多食则气滞难消，少啖则气达易克耳。生食治腰腿不遂，生嚼涂筋骨碎断，又消肿痛，行瘀血，破痃癖，去恶刺，出箭头，止鼻衄，敛泄利。

风干者佳。

壳止便血。

壳内薄皮，治骨鲠。

橡 子

味苦，性涩，气平，入足太阴脾、手阳明大肠经。健脾消谷，涩肠止利。

橡子苦涩收敛，暖胃固肠，消食止泄，治泄利脱肛，断痔瘘失血，磨涂痈疽坚硬不消。

壳止下利便血，带下崩中，乌须染发②，性最敛涩。

荸 荠

味甘，微寒，入足太阴脾、足厥阴肝经。下食消谷，

---

① 中 原作"水"，据蜀本、集成本、石印本改。
② 发 原作"皂"，据蜀本、集成本、石印本改。

止血磨癥。

荸荠甘寒清[1]利，治热烦消[2]渴，化宿谷坚癥，疗噎膈黄疸，解金石蛊毒，医吞铜便血，止下痢崩中。攻坚破聚，是其所长，但寒胃气，脾弱者食之，则脐下结痛。

荸荠即地栗，亦名凫茨，《尔雅》作凫茈。

西　瓜

味甘，微寒，入手太阴肺、足太阳膀胱、足阳明胃经。清金除烦，利水通淋。

西瓜甘寒疏利，清金利水，涤胸膈烦躁，泻膀胱热涩，最佳之品。脾胃寒湿，取汁热服。

蒲　桃

味甘、酸，微寒，入手太阴肺、足太阳膀胱、足阳明胃经。清金解渴，利水除淋。

蒲桃清金利水，治烦渴热淋，疗胎气冲心。其力未及西瓜，亦佳品也。

蒲桃出自西域，《汉书·西域传》：大宛诸国，富人以蒲桃作酒，藏之数十年不坏。张骞携其种来，中国始生。后人作葡萄。

黄　橘

味甘、酸，微寒，入手太阴肺经。清金止渴，凉膈除烦。

黄橘酸甘清利，治心肺烦渴，但生冷之性，滋湿败土，

玉楸药解

卷四

---

① 清　原作"消"，形近之误，据蜀本、集成本、石印本改。
② 消　原脱，据蜀本、集成本、石印本补。

聚涩①生痰，阳虚湿旺者忌之。

青皮破滞攻坚，伐肝泻肺，庸工最肯用之。

青 梨

味甘、酸，微寒②，入手太阴肺经。清心凉肺，止渴
消痰。

青梨甘寒清利，凉心肺烦热，滋脏腑燥渴，洗涤涩痰，
疏通郁塞，滋木清风，泻火败毒，治风淫热郁，欲作瘫痪
痛疽之病。阴旺土湿者忌之，泻胃滑肠，不可恣食。上热
者，取汁温服。点眼病赤肿胬肉。

柿 霜

味甘，性凉，入手太阴肺、手少阴心经。清金止渴，
化痰宁嗽。

柿霜清心肺烦热，生津解渴，善治痰嗽，消咽喉口舌
诸疮肿痛。

干柿饼清肺涩肠，消痰止渴，治吐血淋血，痔瘘肠癖，
肺痿心热，咳嗽喑哑。

枇 杷

味酸、甘，气平，入手太阴肺经。润肠解渴，止呕
降逆。

枇杷酸收降利，治肺胃冲逆，呕哕烦渴。

枇杷叶能清金下气③，宁嗽止吐，清凉泻肺，治标之

玉楸药解　卷四

---

① 涩　原作"敛"，音近之误，据蜀本、集成本、石印本改。

② 微寒　原脱，据蜀本、下文"青梨甘寒"补。

③ 枇杷叶能清金下气　原作"叶能治金下气"，据蜀本、集成本、石印
本改。

品。去毛，蜜炙，止嗽最善①。

杨　梅

味酸、甘，微温，入手太阴肺经。除痰止呕，解渴断痢。

杨梅酸涩降敛，治心肺烦郁，止呕食吐酒，疗痢疾损伤，止血衄。

核仁能治脚气。

杨梅生瘴疠之乡，其味酸甘，多食损齿伤筋。惟桑土②者不酸。林邑③生者，实如杯盎④，青时极酸，熟则如蜜。酿酒号梅香酽⑤，土人珍重之。

橄　榄

味酸，性涩，气平，入手太阴肺经。生津止渴，下气除烦。

橄榄酸涩收敛，能降逆气，开胃口，生津液，止烦渴，消酒醒，化鱼鲠，收泄利，疗咽喉肿痛，解鱼鳖诸毒，平⑥唇裂牙疳。果与木、核皆灵。

核治癫疝。

林　檎

味酸，性涩，气平，入手太阴肺经。生津解渴，下气

---

① 止嗽最善　原作"止嗽兼止呕"，据蜀本、集成本、石印本改。
② 桑土　适宜植桑之土壤。
③ 林邑　南海古国名。秦为林邑，晋、隋称林邑国，五代、后周称占城。
④ 盎　大腹敛口之盆。
⑤ 酽（yàn 验）　味浓之酒。
⑥ 平　原作"干"，形近之误，据蜀本、集成本、石印本改。

消痰。

林檎酸涩收敛，治肺热消渴，疗滑肠泄利。

金 枣

味酸、甘，微凉，入手太阴肺经。下气宽胸，解酲止渴。

金枣酸凉清肺，降胸膈逆气，治上热烦渴。

金枣亦名橘，似橘，小而皮光，大如胡桃，夏青冬黄，在树至三五年，树高数尺，霜雪不凋，实随年长，形如鸡卵，色①青黄如初年也。

银 杏

味苦、甘，性涩，气平，入手太阴肺经。降痰下气，宁嗽止喘。

银杏苦涩敛肺，降痰涎，止喘嗽，缩小便，除白浊，收带下。更②去齇疱黯黵，平手足皲裂，疗头面癣疥，杀虫去虱③皆效。

银杏即白果，熟食益人。

叶辟诸虫。

芡 实

味甘，性涩，入手太阴肺、足少阴肾经。止遗精，收带下。

芡实固涩滑泄，治遗④精失溺，白浊带下之病。

---

① 色 原作"岁"，据蜀本、集成本、石印本改。
② 更 他本均作"根"，可参。
③ 虱 原作"风"，形近之误，据蜀本，集成本、石印本改。
④ 遗 原作"泄"，据蜀本、集成本、石印本改。

石榴皮

味酸，性涩，入手阳明大肠、足厥阴肝经。敛肠固肾，涩精止血。

石榴皮酸涩收敛，治下痢遗精，脱肛便血，崩中带下之病，点眼止泪，涂疮拔毒。

木 瓜

味酸，性涩，微寒，入手太阴肺、足厥阴肝经。敛肠止泄，逐湿舒筋。

木瓜酸敛收涩，能敛肺固肠，燥土泻肝，治霍乱吐利，腹痛转筋，疗脚气，治中风筋挛骨痛。其主治诸病，总皆寒湿之邪，但用木瓜终难成效。《本草》谓其性温止泄①。

瓜汁寒脾，冷饮立生泄利。虽能泻肝止痛，而土虚木贼，最忌酸收。功止②治标，未能无弊，何如苓、桂、姜、甘温燥之品，效大而力捷也。

木瓜鲜者，糖饯，敛肺止渴。

棠 梨

味酸，性涩，微寒，入手太阴肺、足厥阴肝经。收肠敛肺，止泄除呕。

棠梨酸涩，功同木瓜，治霍乱吐泄，腹痛转筋，烧食止泄痢。

---

① 止泄 其后原载"而溏积"三字，他本均不载，与上下文义不相连属，故删。

② 止 仅也。

香　橼

味苦、酸，微凉，入手太阴肺经。清金下气，止嗽除痰。

香橼长于行气[1]。

香　橙

味酸，入手太阴肺经。宽胸利气，解酒消瘿。

香橙善降逆气，止恶心，消瘰疬瘿瘤。

附谷菜部

芝　麻

味甘，气平，入足厥阴肝、手阳明大肠经。润肺开闭。

芝麻补益精液，滋[2]润肝肠，治大便结塞。清风荣木，养血舒筋，疗语塞步迟，皮燥发枯，髓涸肉减，乳少经阻诸证。医一切疮疡，败毒消肿，生肌长肉。杀虫，生秃发，滑产催衣皆善。

扁　豆

味甘，气平[3]，入足太阴脾、手阳明大肠经。培中养胃，住泄止呕。

扁豆性甘平敛涩，补土治泄，亦良善之品也。

用白者佳。

---

① 香橼长于行气　诸本均同，其下缺治证，据前后文例，疑有脱文。
② 滋　原脱，据蜀本、集成本、石印本补。
③ 气平　原脱，据蜀本、集成本、石印本、下文"扁豆性甘平"补。

瓠　芦

味甘，气平，性滑，入手太阴肺、足太阳膀胱经。清金润燥，利水泻湿。

瓠芦清金利水，治心肺[①]烦热，溲溺淋涩，胀满黄肿之证。鲜者作羹，甘滑清利。亚腰者，连子烧，研，饮送，每服一枚，水胀腹满，十余日消。

亦作葫芦。

瓠芦甘寒泻水，排停痰宿饮，消水肿黄疸，煮汁渍阴，能通小便。煎汤滴鼻，即出黄水。疗鼻塞牙疼，去胬肉老翳，治痈疽痔瘘，疥癣癫痫。点鼻肉，吹耳脓，吐蛊毒，下死胎。灸下部悬痈，能吐能泄。

冬　瓜

味酸、甘，微寒，入手太阴肺、足太阳膀胱经。清金止渴，利水消胀。

冬瓜清金利水，治消渴水胀，泄痢淋涩，痈疽痔瘘皆医，解食中毒，洗头面黯黵。

冬瓜去皮，切片，酒水煮烂，去渣，熬浓，器收，每夜涂面，变黑为白，光泽异前。

白芥子

味辛，气温，入手太阴肺经。破壅豁痰，止喘宁嗽。

白芥子辛温利气，扫寒痰冷涎，破胸膈支满，治咳逆喘促，开胃止痛，消肿辟恶皆良。

---

① 肺　原脱，据蜀本、集成本、石印本补。

莱菔子

味辛，气平，入手太阴肺经。下气止喘，化痰破郁。

莱菔子辛烈疏利，善化痰饮，最止喘嗽，破郁止痛，利气消谷。生研，吐老痰。

韭 子

味辛，性温，入足少阴肾、足厥阴肝经。秘精敛血，暖膝强腰。

韭子温补肾肝，治白淫赤带，腰膝软弱，宗筋下痿，精液常流。

韭菜汁治吐衄便溺诸血，行打仆损伤诸瘀，疗女子经脉逆行，止胸膈刺痛如锥，消散胃脘瘀血。

卷五

玉楸药解

昌邑黄元御坤载著

禽兽部

牛 肉

味甘，性平，入足太阴脾、足厥阴肝经。补中培土，养血荣筋。

《素问·脏气法时论》：肝色青，宜食甘，粳米、牛肉、枣、葵皆甘。牛肉补益脾肝，滋养血肉，壮筋强①骨，治腰膝软弱，消渴癖积，涂牛皮风癣。

水牛肉性寒②，兼消水肿，利小便。

牛乳清肺润肠，退热止渴，疗黄疸。

牛髓补精添力，续绝补伤。

牛脑润皲裂，清癖积。

牛胆套南星，治惊化痰。

牛角䚡通经破瘀，止血泄痢。

牛涎治反胃噎膈。

---

① 强　原脱，据蜀本、集成本、石印本补。
② 寒　原脱，据蜀本、集成本、石印本补。

牛溺治水肿尿癃。

牛黄治惊狂风热。

败鼓皮治蛊毒淋漓。

马勃治咽喉痹痛，久嗽失声，骨鲠吐衄。马勃亦名牛屎菰。

马　肉

味辛、苦，性寒，入足阳明胃、手太阴肺经。清金下气，壮骨强筋。

马肉辛冷，无补益。

骏马肉有毒，醇酒、杏、芦、菔汁解。

马肝有毒。《汉书》：文成食马肝死。景帝曰：食肉不食马肝。马肝大毒，入疮则死。粟杆，灰汁浸洗，白沫出，解。

白马溺治积聚癥瘕。祖台之《志怪》载治鳖瘕事。

山 羊 血

味咸、甘，气平，入足厥阴肝经。最行瘀血，绝止疼痛。

山羊血治瘀血作痛，疗跌①仆损伤甚捷。

犀　角

味苦、酸，性寒，入足厥阴肝、足少阳胆、手少阴心经。泻火除烦，解毒止血。

犀角寒凉泻火，治胸膈热烦、口鼻吐衄、瘟疫营热发斑，伤寒血瘀作狂，消痈疽肿痛，解饮食药饵、山水瘴疠

---

① 跌　原脱，据蜀本、集成本、石印本补。

诸毒。

凡劳伤吐衄之证，虽有上热，而其中下两焦则是寒湿，当与温中燥土之药并用。庸工犀角地黄一方，犀角可也，地黄泻火败土，滋湿伐阳，则大不可矣。

羚羊角

味苦、咸、微寒，入足厥阴肝经。清风明目，泻热舒筋。

羚羊角清散肝火，治心神惊悸，筋脉挛缩，去翳明目，破瘀行血，消瘰疬毒肿，山水瘴疠，平肝治胀满，除腹胁疼痛。

青羊肝

味苦，微寒，入足厥阴肝经。清肝退热，明目去翳。

青羊肝苦寒，清肝胆风热，治眼病红肿翳膜，昏花丧明，疗牙疳痢疾。

青羊胆治青盲白翳，红瘀赤障，便秘肠结，黯疱疳疮。

白羊乳润肺止渴，治口疮舌肿，心痛肠燥。蜘蛛咬伤，蚰蜒入耳，灌之即化成水。

白狗胆

味苦，性寒，入足少阳胆、足厥阴肝经。明目退赤，破瘀消积。

白狗胆苦寒，清肝胆风热。治眼痛鼻痛，鼻衄耳聤，杀虫化积，止痛破血。凡刀箭损伤，及腹胁瘀血瘀痛，热酒服半枚，瘀血尽下。兼敷一切恶疮。

白狗乳点久年青盲，于目未开时点，目开而瘥。涂赤秃发落，拔白生黑。

白狗血治癫疾。

黑狗血治难产横生，鬼魅侵凌。

狗宝温胃降逆，止噎纳谷，疗痈疽疔毒。

狗阴茎壮阳起痿，除女子带下阴痒。

獭　肝

味甘，微温，入足厥阴肝经。补虚益损，止嗽下冲。

獭肝温中降逆，治虚劳咳嗽上气，痔瘘下血，鬼魅侵侮之证。

五 灵 脂

味辛，微温，入足厥阴肝经。开闭止痛磨坚。

五灵脂最破瘀血，善止疼痛，凡经产跌打诸瘀，心腹胁肋诸痛皆疗。又能止血，凡吐衄崩漏诸血皆收。生用行血，熟用止血。

夜 明 砂

味淡，气平，入足厥阴肝经。消积聚，去翳障。

蝙蝠屎名夜明砂，能磨翳明目，消肿破积，止痛除惊，去黑黯，下死胎，疗瘰疬，治马仆肿痛。

月 明 砂

味淡，气平，入足厥阴肝经。去翳障，疗痔瘘。

兔屎名月明砂，能明目去翳，消痔杀虫。庸工习用不效，季明[1]又言其能治虚劳夜热，更荒诞！

---

[1]　季明　宋·张杲，字季明，著有《医说》。

鸡内金

味甘，气平，入手阳明大肠、足厥阴肝经。止痢敛血，利水秘精。

鸡内金扶中燥土，治泄痢崩带，尿血便红，喉痹乳蛾，口疮牙疳，失溺遗精，酒积食宿，胃反膈噎，并消痈疽发背。

鹰屎白

味淡，微寒，入手太阴肺、足厥阴肝经。消积灭痕，化硬退疱。

鹰屎白灭打伤瘢痕，消头面黯黯，化癖积骨鲠。

鹿茸

味辛，微温，入足少阴肾、足厥阴肝经。生精补血，健骨强筋。

鹿茸补益肾肝，生精补血，最壮筋骨，治阳痿精滑，鬼交梦泄，崩漏带浊，腰疼膝软，目眩耳聋诸证。

酥炙用，研碎，酒煮，去渣，熬浓，重汤煮成膏，最佳。

鹿角胶

味辛、咸，微温，入足少阴肾、足厥阴肝经。补肾益肝，敛精止血。

鹿角胶温补肝肾，滋益精血，治阳痿精滑，鬼交梦遗，吐衄崩带，腰疼膝痛，疮疡毒肿，跌打损伤，宜子安胎，补虚回损，功效极多，但性滞不宜脾胃，中焦郁满者切忌服之。

蛤粉炒，研用。

生研酒服，行瘀血肿毒，涂抹亦良。

炼霜熬膏，专补不行。胶霜功同，而霜不胶黏，似胜。

雀 卵

味咸，性温，入足少阴肾、足厥阴肝经。壮阳起痿，暖血温精。

雀卵温补肝肾精血，治男子阳痿，女子带下，精寒血枯，固瘕癥疝之证。《素问》治女子血枯，月事衰少不来，用乌鲗骨、菌茹，丸以雀卵。

雄雀屎名白丁香，能点翳膜胬肉，消积聚癥瘕，敷痈疽溃顶①，吹喉开②痹。

虎 骨

味辛、咸，气平，入足少阴肾经。疗关节气冷，治膝胫肿痛。

虎骨逐痹通关，强筋健骨，平历节肿痛，愈腰膝痿软，诸兽骨鲠，恶犬咬伤，痔瘘脱肛俱效。胫骨良。

酥炙，研用，熬膏佳。

手病用前腿骨，足病用后腿骨。左病用右，右病用左。

象 皮

味咸，气平，入足太阳膀胱经。合疮口，生肌肤。

象皮治金疮不合，一切疮疡，收口生肌俱捷。

烧灰存性，研细用。

象牙治诸刺入肉伤喉，敷饮皆效。

---

① 敷痈疽溃顶　其上原衍"点"字，据蜀本、集成本、石印本删。
② 开　原作"间"，形近之误，据蜀本、集成本、石印本改。

熊　胆

味苦，性寒，入手少阴心、足少阳胆、足厥阴肝经。清心泻热，去翳杀虫。

熊胆苦寒，清君相二火，泻肝明目，去翳杀虫，宁魂止惊，治牙疳鼻䘌，耳疮痔瘘之属。

鼠　胆

味苦，性寒，入手少阴心、足少阳胆、足厥阴肝经。点目昏，滴耳聋。

鼠胆涂箭镞不出，瘄耳汁流。

鼠粪名两头尖，治伤寒劳复，男子阴易，通①女子经闭，收产妇阴脱，疗痈疽乳吹，犬咬鼠瘘。日华子②谓其明目，然误入食中，令人目黄成疸，亦非明目之品。

燕子窠

味辛，气平，入手少阴心经。消恶疮，败肿毒。

胡燕窠土消肿解毒，治疥疠浸淫，黄水白秃，一切恶疮，涂洗皆效。

---

① 通　其后原衍"室"字，据蜀本、集成本、石印本删。
② 日华子　唐代药学家，又称大明，四明（浙江宁波）人，著有《大明本草》，亦名《日华子诸家本草》，已佚。其文散见于《本草纲目》中。

卷六

玉楸
药解

昌邑黄元御坤载著

鳞介鱼虫部

腽肭脐 即海狗肾

味咸，性热，入足少阴肾、足厥阴肝经。补精暖血，起痿壮阳。

腽肭脐温暖肝肾，治宗筋痿弱，精冷血寒，破坚癥老血，治鬼交梦遗，健膝强腰，补虚益损，洗阴痒生疮。

海 马

味甘，性温，入足少阴肾、足厥阴肝经。暖水壮阳，滑胎消癥。

海马温暖肝肾，起痿壮阳，破癥块，消疔肿，平痈疽，催胎产。

龟 板

味咸，性寒，入足少阴肾、足厥阴肝经。泻火滋阴，寒胃滑肠。

龟板咸寒泻火，败脾伤胃，久服胃冷肠滑，无有不死。朱丹溪以下庸工，作补阴之方，用龟板、地黄、知母、黄柏，治内伤虚劳之证，铲灭阳根，脱泄生气。俗子狂夫，广以龟、鹿诸药，祸流千载，毒遍九州，深可痛恨也！

烧，研，敷，饮，治诸痈肿疡甚灵。

桑 螵 蛸

味咸，气平，入足少阴肾、足太阳膀胱、足厥阴肝经。起痿壮阳，回精失溺。

桑螵蛸温暖肝肾，疏通膀胱，治遗精失溺，经闭阳痿，带浊淋漓，耳痛喉痹，瘕疝骨鲠之类皆效。

炮，研细用。

绿 蜻 蜓

味咸，微温，入足少阴肾、足厥阴肝经。强筋壮阳，暖水秘精。

绿蜻蜓温暖肝肾，治阳萎精滑。

近时房中药，多用红色者。

桑 虫

味苦，气平，入手少阴心、足厥阴肝经。止崩除带消胀。

桑虫行瘀破滞，治口疮目翳，崩中带下。庸工以起小儿痘疮塌陷，不通之至！

蜗 牛

味咸，性寒，入足太阳膀胱、足厥阴肝经。利水泻火，消肿败毒。

蜗牛祛湿清热，治痔瘘瘰疬，发背脱肛，耳聋鼻衄，喉痹腮肿，目翳面疮，解蜈蚣、蚰蜓、蜂、蝎诸毒。

生捣，烧，研，涂敷皆良。

蚯蚓土

味咸，微寒，入手少阴心经。除湿热，消肿毒。

蚯蚓土清热消肿，敷乳吹卵肿，聤耳痄腮，一切肿毒，少腹小便胀闭。

原蚕蛾

味咸，性温，入足少阴肾、足厥阴肝经。暖肾壮阳，固精敛血。

原蚕蛾温暖肝肾，大壮阳事，治遗精溺血，疗金疮，灭瘢痕，止白浊。

蝼蛄

味咸，性寒，入足太阳膀胱经。利水消肿，开癃除淋。

蝼蛄咸寒，清利膀胱湿热，消水病胀满、小便淋漓，下胎衣，平瘰疬，出针刺，拔箭镞。腰前甚涩，能止大小便，腰后甚利，能利大小便。

研细，吹鼻中，即出黄水，管吹茎内，立开小便，功力甚捷。

螺蛳

味甘，性寒，入足太阳膀胱经。清金止浊，利水泻热。

螺蛳清金利水，泻湿除热，治水肿[1]胀满，疗脚气、黄疸、淋沥、消渴、疥癣、瘰疬、眼病、脱肛、痔瘘、痢疾、一切疔肿之证。煮汁，疗热醒酒[2]。

---

① 　肿　原脱，据集成本、石印本、上下文义改。
② 　煮汁，疗热醒酒　原脱，据蜀本、集成本补。

水田、江湖、溪涧诸螺，性同，敷饮皆效。

黄　蜡

味淡，气平，入手太阴肺、足厥阴肝经。敛血止痢，接骨续筋。

黄蜡凝聚收涩，治泄痢便脓，胎动下血，跌打金刃，汤火蛇咬，冻裂，一切诸疮。愈破风。

白　蜡

味淡，气平，入手太阴肺、足厥阴肝经。止血生肌，补伤续绝。

白蜡坚凝敛聚，能消肿止痛，长肉合疮，接筋续骨，外科要品也。

白蜡即黄蜡之殊色者，此是腊树虫吐白如胡粉也。

珍　珠

味甘、咸，微凉，入手太阴肺、足厥阴肝经。明目去翳，安魂定魄。

珍珠凉肺清肝，磨翳障，去惊悸，除遗精白浊，下死胎胞衣，涂面益色，敷疔拔毒，止渴除烦，滑胎催生。

石　决　明

味咸，气寒，入手太阴肺、足太阳膀胱经。清金利水，磨翳止淋。

石决明清肺开郁，磨翳消障，治雀目夜昏、青盲昼暗，泻膀胱湿热、小便淋漓，服点并用。但须精解病源，新制良方，用之乃效。若庸工妄作眼科诸方，则终身不灵，久成大害，万不可服。

面煨，去粗皮，研细，水飞。

蝉 蜕

味辛，气平，入手太阴肺经。发表驱风，退翳消肿。

蝉蜕轻浮发散，专治皮毛，退翳膜，消肿毒。治大人失音，小儿夜啼，取其昼鸣夜息之意。

庸工以治大人头风眩晕，小儿痘疮痒塌，则不通矣。眩晕不缘风邪，痒塌全因卫陷，此岂蝉蜕所能治也！又治惊痫噤风，亦殊未然。

蛇 蜕

味咸，气平，入手太阴肺经。发表驱风，退翳败毒。

蛇蜕发散皮毛，治疮疡毒肿。至于退翳膜，止惊痫，则非蛇蜕、蝉蜕所能奏效。庸工往往不解病源，而但用表散之品，可见庸陋极矣。

蛤 蚧

味咸，气平，入手太阴肺、足太阳膀胱、足少阴肾、足厥阴肝经。敛血止嗽，利水助阳。

蛤蚧收降肺气，疏通水府，治喘嗽吐血、消渴癃淋，通经行血，起痿壮阳[1]，及虚劳羸弱之病。

去头眼鳞爪，酒浸，酥炙黄，研细。

口含少许，驰百步不喘，止喘宁嗽，功力甚捷。其毒在头足，其力在尾，如虫蛀其尾者，不足用。

---

[1] 壮阳 原脱，据蜀本、集成本补。

蜥　蜴

味咸，性寒，入手太阴肺、足太阳膀胱、足少阴肾、足厥阴肝经。消癞通淋，破水积，治瘘疮。

蜥蜴亦名石龙子，能吐雹祈雨，故善通水道。

酥炙，研细用。

蟾　酥

味辛，微温，入手太阴肺、足少阴肾经。涩精助阳，败毒消肿。

蟾酥研，涂抹①囟顶，治精滑梦遗，磨点疮头，治疔毒痛肿，磨腰暖肾，揩牙止痛。

辛烈殊常，入钵擂研，气冲鼻孔，喷②嚏不止，沾唇麻辣，何能当者。外科家因做小丸服，甚非良善之法也。

五倍子

味酸，气平，入手太阴肺、手阳明大肠经。收肺除咳，敛肠止利。

五倍子酸收入肺，敛肠坠③，缩肛脱，消肿毒，平咳逆，断滑泄，化顽痰，止失红，敛溃疮，搽口疮，吹喉痹，固盗汗，止遗精，治一切肿毒痔瘘、疥癞金疮之类。

五倍子酿法名百药煎，与五倍子同功。

蛤　粉

味咸，性寒，入手太阴肺、足太阳膀胱经。清金利水，

---

① 抹　原作"磨"，诸本均同，音近之误，据上下文义改。
② 喷　原脱，据蜀本、集成本、石印本补。
③ 酸收入肺，敛肠坠　原作"收敛肺肠坠"，据蜀本、集成本、石印本改。

化痰止嗽。

蛤粉咸寒清利，凉金退热，利水泻湿，治咳嗽气逆，胸满痰阻，水胀溺癃，崩中带下，瘿瘤积聚。

锻，研用①。

全　蝎

味辛，气平，入足厥阴肝经。穿筋透节，逐湿除风。

全蝎燥湿驱风，治中风㖞斜瘫痪、小儿惊搐、女子带下诸证。此亦庸工习用之物。诸如此种，大方之家，概不取也。

僵　蚕

味辛、咸，气平，入足厥阴肝经。活②络通经，驱风开痹。

僵蚕驱逐风邪，治中风不语、头痛胸痹、口噤牙痛、瘾疹风瘙、瘰疬疔毒、黣斑粉刺、痔漏金疮、崩中便血，治男子阴痒、小儿惊风诸证。此庸工习用之物。风邪外袭，宜发其表，风燥③内动，宜滋其肝，表里不治，但事驱风，欲使之愈，复何益也！愈驱愈盛，不通之极矣。

僵蚕烧研酒服，能溃痈破顶，又治血淋崩中。

蚕脱纸烧研，治吐衄便溺诸血，小儿淋沥，诸疮肿痛。

白　花　蛇

味咸，微温，入足厥阴肝经。通关透节，泻湿驱风。

白花蛇穿经透骨，开痹搜风，治鼻口㖞斜、手足瘫④

---

① 用　原脱，据蜀本、集成本、石印本补。
② 活　原作"滑"，据蜀本、集成本、石印本改。
③ 燥　原作"湿"，据蜀本改。
④ 瘫　原作"痈"，形近之误，据蜀本、集成本、石印本改。

瘓、骨节疼痛、肌肤麻痒、疥癞风癫之证。

中风病因木郁风动，血燥筋枯，外风虚邪表闭，筋缩四肢而成。而木郁之由，全缘水寒土湿，生发不遂。白花蛇外达经脉，则益其枯燥，内行脏腑，不能去其湿寒，非善品也。庸工习用诸方，标本皆背，无益于病而徒杀生灵，甚无益也。读柳子厚①《捕蛇》之篇②，至可伤矣。

乌 梢 蛇

味咸，气平，入足厥阴肝经。起风瘫，除疥疠。

乌梢蛇穿筋透络，逐痹驱风，治中风麻痹，疥疠瘙痒，与白花蛇同。

风癫因风伤卫气，卫敛营郁，营热外发。红点透露，则为疹，红点不透，隐于皮里，是为瘾疹。隐而不发，血热瘀蒸，久而肌肤溃烂，则成痂癞。仲景有论及之，而后世不解，用搜风之物，枉害生灵，无补于病。诸如此类，概不足取也。

斑 蝥

味辛，微寒，入足厥阴肝经。消肿败毒，利水通淋。

斑蝥辛寒毒烈，坠胎破积，追毒利水，止瘰疬疥癣、痈疽瘰疝，下蛊毒，开癃淋，点疣痣，消瘰瘤，解疯狗伤。

斑蝥糯米同炒，去斑蝥，用米，研细，清油少许，冷水调服，治疯狗伤，小便利下毒物而瘥。利后腹痛，冷水青靛解之。瘰疬每服一枚，不过七枚，毒从小便出，如粉片血块

---

① 柳子厚　唐·柳宗元，字子厚。
② 《捕蛇》之篇　指柳宗元撰《捕蛇者说》。

而瘥。毒下，小便痛沥不堪，宜滑石、灯心等引之使下。

蜈 蚣

味辛，微温，入足厥阴肝经。坠胎破积，拔脓消肿。

蜈蚣辛温毒悍，能化癥消积杀虫，解毒蛊，治瘰疬痔瘘，秃疮便毒，疗蛇瘕蛇咬，虫瘴蛇蛊。庸工以治惊痫抽搐，脐风口噤。

青 鱼 胆

味苦，性寒，入足厥阴肝经。明目去翳，消肿退热。

青鱼胆苦寒，泻肝胆风热，治眼病赤肿翳障，呕吐喉痹涎痰，化鱼骨哽噎，平一切恶疮。

乌 鲗 鱼

味咸，气平，入足厥阴肝经。行瘀止血，磨障消癥。

乌鲗鱼骨善能敛新血而破瘀血，《素问》治女子血枯，先唾血，四肢清，目眩，时时前后血[1]，以乌鲗鱼骨、藘茹为末，丸以雀卵。血枯必由夫血脱，血脱之原，缘瘀滞不流，经脉莫容。乌贼骨行瘀固脱，兼擅其长，故能著奇功。其诸治效，止吐衄崩带，磨翳障癥瘕，疗跌打汤火、泪眼雀目、重舌鹅口、喉痹耳聤，缩瘿消肿，拔疗败毒，敛疮燥脓，化骽止痀，收阴囊湿痒，除小便血淋。

鲮 甲

味辛、咸，气平，入足阳明胃、足厥阴肝经。穿经透络，洞骨达筋。

---

[1]　时时前后血　原作"之前便血"，据《素问·腹中论》、蜀本、集成本、石印本改。

玉楸药解

卷六

鲮甲善穿通走窜，透坚破结，开经络关节痹塞不通，通经脉，下乳汁，透筋骨，逐风湿①，止疼痛，除麻痹，消肿毒，排脓血，疗痈疽痔瘘、瘰疬疥癣、奶吹②乳岩、阴癀便毒、聤耳火眼、蚁瘘鼠疮。至于瘫痪㖞斜，缓急拘挛，未必能也。而引达木荣筋之药，斩关深入，直透拳曲拘挛之处，则莫过于此。

病在上下左右，依其方位，取甲炒焦，研细用③。

亦名穿山甲。

鲤　鱼

味甘，性温，入足太阴脾、手太阴肺、足太阳膀胱经。降气止咳，利水消胀。

鲤鱼利水下气，止咳嗽喘促，水肿黄疸，冷气寒瘕，泄利反胃，胎动乳闭。烧灰，醋和，敷一切肿毒。

常食鼻口发热，助肺火。

鲫　鱼

味甘，性温，入足太阴脾、足太阳膀胱、足厥阴肝经。补土培中，利水败毒。

鲫鱼补土益脾，温中开胃，治消渴水肿，下利便血，噎膈反胃，骨疽肠痈，疳痔秃疮，涂久年诸疮不差。

---

① 湿　原脱，据蜀本、集成本、石印本补。
② 奶吹　他本均作"乳吹"，可参。
③ 用　原脱，诸本均同，据上下文义补。

卷七

玉楸药解

昌邑黄元御坤载著

人 部

胎 衣

味咸，气平，入足厥阴肝经。补虚伤，益气血。

胎衣治男女虚劳，说起丹溪。胎妊化生，赖夫精气，不关衣胞。成人胎衣枯槁，精气无存，此珠玉之蚌璞，无用者耳，而下士庸工，以此治虚劳，愚矣。其所妄作河车大造诸丸，用地黄、黄柏、龟板、天冬，泻火伐阳，辞人近鬼，祸世戕生，毒虐千古！痛念死者，此恨无终也。

人中白

味咸，性寒，入手少阴心、足太阳膀胱经。清心泻火，凉血止衄。

人中白咸寒泻火，治鼻衄口疮、牙疳喉痹之证。即人溺澄清，白浊下凝者。庸工以法晒炼，而为秋石，妄作各种丹丸，泻火伐阳，以夭人命，甚可恶也！

人中黄

性寒，入手少阴心、足少阳胆经。清瘟疫，止热狂。

人中黄寒凉泻火，治温热诳狂。即粪清也，名黄龙汤，乃庸工习用之物，甚不足取。

乳　汁

味甘，性凉，入手太阴肺、足太阴脾、足厥阴肝经。清肺除烦，滋肝润燥。

乳汁以肝血[1]化于肺气，即朱汞变为白金，养育婴儿，滋生气血，全赖夫此。内伤虚劳，为小儿热吮，极佳，非寻常草木所能及也。一离人身，温气稍减，但存冷汁，其[2]质寒滑滋润，绝无补益。血得气化，温变为肃，暖服不热，冷饮则凉，润肺滋肝，是其长耳，抑阴扶阳，非所能也。

至乳酥、乳酪之类，冷食寒饮，极损中气。惟塞外、西方之民，脾胃温燥，乃为相宜，阳亏土湿，切当远之。噎膈湿旺之病，朱丹溪以为燥证，而用乳酪，湿滋土败，其死更速。

点眼病甚良，解食牛中毒。

---

① 血　原脱，据蜀本、集成本补。
② 其　原脱，据蜀本、集成本补。

卷 八

玉楸
药解

昌邑黄元御坤载著

杂 类 部

紫梢花

味甘，性温，入足少阴肾、足厥阴肝经。起痿壮阳，暖肾秘精。

紫梢花温暖肝肾，强筋起痿，治遗精、白浊、阴痒、囊湿、冷带之证。

玉簪根

味辛，性寒，入足少阴肾经。化骨落牙，断产消痈。

玉簪[①]根辛寒透骨，能落牙齿，化骨鲠，绝胎妊，散肿毒，研涂一切痈肿。作汤不可着牙，最能损齿。

凤仙子

味苦，微温，入足少阴肾经。软坚化骨，消癖落牙。

凤仙子其性最急，能化骨鲠，落牙齿，催生产，消癖块，与玉簪根性略同，而迅烈过之。

---

① 玉簪　其下原衍"花"字，据蜀本、集成本、石印本删。

作油，以少许滴蟹上，其壳立碎，崩落釜中。

锦地罗

味苦，气平，入手少阴心经。消肿解毒，兼解瘴疠。

锦地罗治瘴气疠毒，一切饮食诸毒。

生研，酒服、涂抹皆效。

蔓田回

气平，入足少阴肾经。除崩止带，敛血秘精。

蔓田回治①崩中带下，收敛疏泄。

苋实

味甘，性寒，入手阳明大肠、足太阳膀胱、足厥阴肝经。去翳明目，杀蛔②清风。

苋实清利肝肺，治青盲瞖目，白翳黑花，疏木杀虫，滑肠利水，通利大小二便。

经水

味咸，气平，入手太阴肺、足太阴脾、足厥阴肝经。退疸去黄，止血消肿。

经水清热去湿，治热病劳复，女劳黄疸，痈疽湿痒③，疗虎狼药箭诸伤。俗子以为红铅，制练服饵，愚谬不通！

鸡冠

味苦，微凉，入足厥阴肝经。清风退热，止衄敛营。

鸡冠花止九窍失血，吐血、崩漏、淋痢诸血皆止，并

---

① 治　原脱，据蜀本、集成本、石印本补。
② 蛔　原作"疣"，诸本均同，形近之误，据下文"疏木杀虫"改。
③ 湿痒　原脱，据蜀本、集成本及上文"清热去湿"补。

治带淋之证。

花与子同功。

粟　壳

味咸，性涩，微寒，入手太阴肺、手阳明大肠经。收肺敛肠，止咳断利。

罂粟壳酸涩收敛，治咳嗽泄利，肺逆肠滑之病。初病忌服，当与行郁泻湿之药并用乃可。并治遗精。

鸦片烟

味酸，性涩，微温，入手阳明大肠、足少阴肾经。敛肠止泄，保肾秘精。

鸦片烟收涩敛固，治泄利脱肛，精滑梦遗。本草谓鸦片即罂粟未开，针刺青苞，津出刮收，阴干而成，名阿芙蓉。今洋船至关，多带此物。关中无赖之徒，以及不肖子弟，宫宦长随，优伶娼妓，以为服之添筋力，长精神，御淫女，抱娈童，十倍寻常，但寿命不永，难逃五年。此烟非延年养生之品，断宜戒之！

附录：药名索引

黄元御药解

药名索引

黄元御药解

药名索引

黄元御药解

药名索引

黄元御药解

药名索引

· 269 ·

黄元御药解

药名索引

八 画

黄元御药解

药名索引

黄元御药解

药名索引

黄元御药解

药名索引

十三画

黄元御药解

药名索引

黄元御药解

药名索引